Ausdauertraining

Trainingssteuerung über die Herzfrequenz-
und Milchsäurebestimmung

Peter G. J. M. Janssen

Übersetzt von J. Weineck und R. J. R. Reijnders, Erlangen

Anschriften der Übersetzer:

Dr. med. J. Weineck
Sportzentrum der Universität
Gebbertstraße 123
8520 Erlangen

R. J. R. Reijnders
Kunigundenstraße 6
8520 Erlangen

Die Deutsche Bibliothek – CIP-Einheitsaufnahme

Janssen, Peter G. J. M.:
Ausdauertraining : Trainingssteuerung über die Herzfrequenz- und Milchsäurebestimmung /
Peter G. J. M. Janssen.
Übers. von J. Weineck und R. J. R. Reijnders. – 3. Auflage
– Balingen : PERIMED-spitta, Med. Verl.-Ges., 1994
Einheitssacht.: Training melkzuur hartfrequentie <dt.>
ISBN 3-929587-45-9
NE: GT

ISBN 3-929587-45-9

Copyright 1994 by PERIMED-spitta
Medizinische Verlagsgesellschaft mbH,
Ammonitenstraße 1, 72336 Balingen

Printed in Germany

Druck: Bosch-Druck, Landshut/Ergolding

Inhalt

Vorwort

Regelmäßige sportliche Betätigung trägt bei sinnvoller Ausführung zu körperlicher und geistiger Gesundheit bei. Leider kann der Sport auch schädliche Einflüsse haben, wenn er unbedacht durchgeführt wird.

Jeder Sportler – vom Spitzen- bis zum Freizeitsportler – muß lernen, bewußter Sport zu betreiben. Die Signale des Körpers müssen richtig eingeschätzt werden. Die Kontrolle der Herzfrequenz ist hierfür ein nicht zu vernachlässigendes Hilfsmittel.

Nach Lektüre dieses Buches kann sich sowohl der Freizeitsportler als auch der Spitzensportler besser durch seinen (Sport-)Arzt beraten und begleiten lassen.

Die verständliche und praxisbezogene Darstellung sportmedizinisch-wissenschaftlicher Erkenntnisse bietet Trainern, Übungsleitern, Sportlern und (Sport-)Ärzten eine informative Beurteilungsgrundlage sportlicher Belastungen und Trainingsinhalte.

Erlangen, im Frühjahr 1989   J. Weineck

Einführung

Muskeln, die arbeiten oder besser gesagt Arbeit leisten, brauchen Energie. Diese Energie kann durch verschiedene Systeme geliefert werden, wobei jedes System seine charakteristische Eigenart hat. Es ist wichtig, die verschiedenen Systeme zu kennen und auch einzeln zu trainieren. Es ist möglich, am eigenen Körper zu erfühlen, welches System bei Belastung vor allem benutzt wird, um die Arbeitsmuskulatur mit Energie zu versorgen. Aus der Praxis ist bekannt, daß viele Sportler nicht fühlen, welches System gerade beansprucht wird. Anders gesagt: „Sie machen nur etwas". Viele trainieren zu intensiv, während andere wieder zu wenig intensiv trainieren.

Durch Milchsäure-(Laktat-)Bestimmungen und Herzfrequenzmessungen können die Trainingsintensitäten korrigiert werden. Hierdurch kann – oft mit weniger Trainingsfleiß – die maximal mögliche individuelle Leistung erreicht werden.

Energiebereitstellung

Verschiedene energieliefernde Systeme und ihre Merkmale

Es gibt einen chemischen Stoff im Körper, der dafür Sorge trägt, daß Muskeln sich anspannen oder entspannen. Dieser Stoff heißt „Adenosintriphosphat" oder abgekürzt ATP. Diese Verbindung setzt sich während der Muskelarbeit in „Adenosindiphosphat" oder ADP um, wobei dann direkt Energie für die Muskeln freigemacht wird.

Schematisch dargestellt:
ATP → ADP + Energie

Die Menge ATP in den Muskeln ist aber beschränkt, und wenn weiter nichts geschehen würde, dann wäre dieser Energielieferant schnell erschöpft.
Es gibt aber einige Hilfssysteme in den Muskeln, die dafür sorgen, daß ATP aus dem entstandenen ADP zurückgewonnen wird, so daß die Menge ATP konstant bleibt, und die Muskeln weiter arbeiten können.
Das erste Hilfssystem, das hier genannt werden muß, ist das Kreatinphosphatsystem. Kreatinphosphat ist eine Substanz, die auch nur beschränkt zur Verfügung steht und es ermöglicht, schnell ATP aus ADP zu bilden.

Schematisch dargestellt:
Kreatinphosphat + ADP → Kreatin + ATP

Es ist klar, daß auch dieses Hilfssystem keine Dauerlösung darstellen kann. Nach sehr kurzer Zeit ist fast alles Kreatinphosphat in Kreatin umgesetzt. Die direkte Vorratsmenge an ATP ist ausreichend für ungefähr 1–2 Sekunden maximaler Arbeit und die Menge Kreatinphosphat ist nach ungefähr 6–8 Sekunden völlig erschöpft.

Eine beständige, zeitunabhängige Lösung ergibt sich durch Hilfssysteme, die auf der Grundlage der Verbrennung von Nährstoffen arbeiten.
Mit Verbrennung ist gemeint: Reagieren von Sauerstoff mit Nährstoffen, hauptsächlich Kohlenhydraten und Fetten. Diese Substanzen werden zusammen mit der üblichen Nahrung im Körper aufgenommen. Sie werden in Depots gelagert, um bei Bedarf verbraucht zu werden. Der Vorrat an Fetten als Energielieferant ist fast unbeschränkt. Mit den Kohlenhydraten, wie z. B. Zucker, Stärke und Glukose, verhält es sich anders. Diese werden als Glyko-

gen z. B. in der Leber und im Muskel gespeichert. Dieser Vorrat kann stark variieren, doch genügt er normalerweise für mindestens eine Stunde maximaler Belastung.

Der Abbau der Fette erfolgt nach folgendem Schema:
Fette + Sauerstoff + ADP $\rightarrow$ Kohlensäure + ATP + Wasser

Die gebildete Kohlensäure wird als Kohlendioxid über die Lunge ausgeatmet. Die Umsetzung von Kohlenhydraten ist etwas komplizierter. Diese verläuft in zwei aufeinanderfolgenden Reaktionen.

Schematisch dargestellt:
1. Phase: Glukose + ADP $\rightarrow$ Milchsäure + ATP
2. Phase: Milchsäure + Sauerstoff + ADP $\rightarrow$ Kohlensäure + ATP + Wasser

Die erste Phase benötigt keinen Sauerstoff, die zweite Phase ist sauerstoffabhängig. Unter leichten Belastungen wird das Zwischenprodukt Milchsäure – auch Laktat genannt – direkt in der zweiten Phase umgesetzt. Das Endergebnis ist dann:

Glukose + Sauerstoff + ADP $\rightarrow$ Kohlensäure + ATP + Wasser

Bei weiterer Zunahme der Belastung ist diese letzte Phase nicht mehr möglich. Der Energiebedarf wird zu einem gegebenen Zeitpunkt so groß, daß die zweite Phase überlastet wird. Die Kapazität ist nicht mehr ausreichend, um die Milchsäure, die in der ersten Phase gebildet wird, zu verarbeiten. Die Folge ist eine zunehmende Anreicherung von Milchsäure in den arbeitenden Muskeln. Merkmale einer zunehmenden Übersäuerung sind: Schmerzen in den Beinen (beim Radfahrer oder Läufer) oder Schmerzen in den Armen (beim Ruderer). Diese Schmerzen verursachen ein Gefühl von Schwäche. Die Leistung kann nicht länger auf dem gleichen Niveau gehalten werden. Wenn der Radfahrer oder der Läufer schwächer werden, ist die Übersäuerung in den Muskeln meist die Ursache.
Der Sportler, der den Zeitpunkt der Übersäuerung am längsten hinauszögern kann, wird normalerweise der Beste sein und den Wettkampf gewinnen. Von den übersäuerten Muskeln gelangt die Milchsäure in die Blutbahn. Der Milchsäuregehalt kann aus Blutproben, die während der Belastung entnommen werden, festgestellt werden. Diese Bestimmungen werden meist im Labor durchgeführt. Die erhaltenen Milchsäurewerte vermitteln einen guten Eindruck, auf welche Weise und mit welcher Intensität Sport getrieben wurde. Die Energieproduktion, die mit höheren Milchsäurewerten einhergeht, ist nur eine Notlösung.

Zusammenfassung in einer Übersicht

a) Kreatinphosphat + ADP → Kreatin + ATP
   anaerob, alaktazid (ohne Milchsäureentstehung)
b) Glukose + ADP → Milchsäure + ATP (Glykolyse)
   anaerob, laktazid (mit Milchsäureentstehung)
c) Glukose + Sauerstoff + ADP → Wasser + Kohlensäure + ATP
   aerob, alaktazid
d) Fette + Sauerstoff + ADP → Wasser + Kohlensäure + ATP
   aerob, alaktazid

aerob   : Energiebereitstellung unter Verwendung von Sauerstoff
anaerob   : Energiebereitstellung ohne Verwendung von Sauerstoff
laktazid   : unter Bildung von Milchsäure
alaktazid : ohne Bildung von Milchsäure.

Einige Merkmale dieser Systeme

Kreatinphosphatsystem

Das Kreatinphosphatsystem wurde bereits beschrieben. Die Abkürzung dieses Systems lautet KP-System. Die Energie, die dieses System liefert, steht direkt zur Verfügung.
Bei maximaler Belastung kann dieses System ungefähr 6–8 Sekunden Energie liefern. Die Gesamtmenge Kreatinphosphat ist bei maximaler Anstrengung schnell verbraucht. Die Energielieferung durch Abbau von Kreatinphosphat findet am Anfang einer Belastung statt.
Der Wiederaufbau von KP nach Beendigung der Belastung verläuft ebenfalls schnell. Nach ungefähr 22 Sekunden ist die Gesamtmenge KP wieder zur Hälfte, nach etwa 44 Sekunden zu drei Vierteln resynthetisiert.
Das KP-System wird durch maximale Kraftanstrengungen, welche mit Ruhepausen abwechseln, trainiert. Die Ruhepausen sollen ausreichend lang sein, da der Wiederaufbau von KP Zeit kostet.

Notsystem

Eine Art Notsystem tritt erst bei Überschreitung eines bestimmten Belastungsniveaus, das für jede Person unterschiedlich ist, in Kraft. Es führt in Abhängigkeit vom individuellen Überlastungsgrad und Trainingszustand innerhalb einer Zeitspanne von einigen Sekunden bis zu einigen Dutzend Minuten zum zwangsweisen Abbruch der Belastung. Nach Abbruch der Belastung kann es noch 20–30 Minuten dauern, bis die gebildete Milchsäure im Körper neutralisiert ist. Hohe Milchsäurekonzentrationen führen zu Müdigkeitsgefühl, dicken Beinen und Muskelschmerzen, ferner zu Atemnot und Neigung zum Belastungsabbruch.

Aerobe Energielieferung

Die aerobe Energielieferung braucht einige Zeit, um zu starten (2–3 Minuten). Während die Kohlenhydratspeicher begrenzt sind, sind die Fettspeicher nahezu unbegrenzt verfügbar. Beide Systeme arbeiten zwar zur gleichen Zeit, doch ist ihr Anteil am ganzen Energieprozeß unterschiedlich und auch abhängig von Belastungsniveau und Trainingszustand.
Bei längerdauernden submaximalen Sportleistungen dominiert erst das Kohlenhydratverbrennungssystem, doch allmählich kommt der Fettverbrennung eine führende Rolle zu. Das kombinierte aerobe System ist sehr leistungsfähig und kann bis ins hohe Alter trainiert werden. Kapazitätsverbesserungen mit einem Faktor 50 sind in der Literatur beschrieben.

Schematische Zusammenfassung

Klassifizierung von maximaler Arbeit verschiedener Dauer sowie Energielieferanten bei den verschiedenen Arbeitsformen

Zeitraum [s]	Klassifizierung	Energiebereit-stellung durch	Bemerkungen
1–4	anaerob alaktazid	ATP	
4–20	anaerob alaktazid	ATP + KP	
20–45	anaerob alaktazid + anaerob laktazid	ATP, KP, Muskel-glykogen	Starke Milchsäure-produktion
45–120	anaerob laktazid	Muskel-glykogen	mit zunehmender Dauer abnehmende Milchsäurepro-duktion
120–140	aerob + anaerob laktazid	Muskel-glykogen	dto.
240–600	aerob	Muskel-glykogen + Fettsäuren	zunehmende Dauer höhere Fettverbrennung

Verschiedene Substrate zur Energielieferung und ihre Eigenschaften			
Substrat	Umsetzung	Verfügbarkeit	Geschwindigkeit der Energie- produktion
Kreatinphosphat	anaerob alaktazid	sehr beschränkt	sehr schnell
Glykogen oder Glukose	anaerob laktazid	beschränkt	schnell
Glukose oder Glykogen	aerob alaktazid	beschränkt	langsam
Fettsäuren	aerob alaktazid	unbeschränkt	träge

Energielieferung	anaerob alaktazid	anaerob laktazid	aerob alaktazid
Energie durch	ATP/KP	Glukose	Fettverbrennung mit Sauerstoff
liefert	direkte Energie	2−3 mmol ATP	36 mmol ATP
Zeit	15 s	15 s bis 2−3 min	länger als 2 s bis 3 min
Zusatzprodukt	keine Milchsäure- bildung	Milchsäure	keine Milchsäure- bildung
Name	Phosphatbatterie	Milchsäuresystem	Sauerstoffsystem
Aktivität	Belastungsbeginn, Sprint	Beschleunigung, kurze maximale Belastung	längere Belastung
Beispiel	100-m-Sprint	1-km-Zeitfahren, 400–800-m-Lauf	langes Zeitfahren Marathonlauf, lange Strecken
Vermögen	Sprintvermögen	Widerstands- vermögen	Ausdauer- vermögen

Kohlenhydrate, Fette und Eiweiße als Energiequelle

Die wichtigste Energiequelle zur Ausführung intensiver Sportleistungen sind Kohlenhydrate. Kohlenhydrate können pro Zeiteinheit die meiste Energie liefern. Wenn die Intensität der Anstrengung niedriger ist, spielt die Fettverbrennung eine wichtige Rolle.

Ein 400-Meter-Läufer erhält seine Energie durch Verbrennung von Kohlenhydraten. Beim Radsport oder Marathonlauf, wo die Ausdauer am wichtigsten ist, spielt die Fettverbrennung eine wichtige Rolle. Der Radfahrer wird im Finale eines Wettkampfes oder wenn er sich vom Feld absetzt, wieder auf Kohlenhydratverbrennung umschalten, weil die Fettverbrennung zur Energielieferung nicht ausreicht. Auf diesem Prinzip beruht zum größten Teil die „Wasserträgerarbeit" im Radsport. Der „Wasserträger" sorgt dafür, daß sein Spitzenmann nicht das Feld anführen muß, damit er noch frisch das Finale angehen kann. Der „Wasserträger" arbeitet mit Kohlenhydratverbrennung

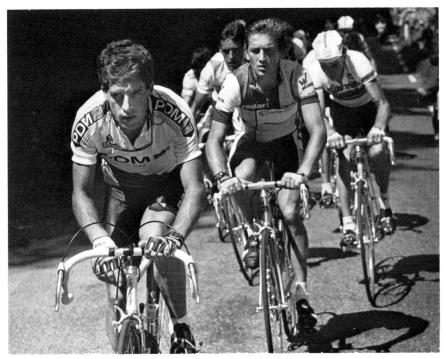

Abb. 1 *Delgado, Rüttiman, Zoetemelk*, **Tour de France 1986.**　　　foto Cor Vos

und ist gegen Ende des Wettkampfes „verbraucht". Der Spitzenmann fährt im Schutze seines „Wasserträgers". Seine Anstrengung ist weniger intensiv, dadurch kann er seine Kohlenhydratreserve für das Finale aufbewahren (Abb. 1).

Die Kohlenhydratspeicher betragen bei trainierten Sportlern etwa 700 – 800 Gramm. Dieser Vorrat ist ausreichend, um 60 – 90 Minuten eine intensive Belastung durchzuhalten. Wenn während dieser 60 – 90 Minuten die Kohlenhydrate nicht aufgestockt werden, sinkt der Blutzuckerspiegel. Dies ist der Augenblick der „schweren Beine" oder des sogenannten „Kaputtsitzens". Die Fette und Eiweiße werden beim kompletten Verbrauch der Zuckerspeicher die wichtigsten Energielieferanten. Diese Umschaltung ist jedoch verbunden mit einem unvermeidlichen Leistungsabfall.

Über Fette als Energielieferanten ist auch einiges zu sagen: Die Nahrung in den Industrieländern ist im allgemeinen zu fett. Die Fettaufnahme durch die Nahrung soll beschränkt werden. Die Fettreserve beträgt bei vielen Sportlern 10 – 15 kg. Diese Menge reicht theoretisch für 15 000 Minuten Wandern oder 4000 Minuten Marathonlauf. Jogger, die abnehmen wollen, sollen mit einer geringen Intensität laufen. Die Fettverbrennung wird dann maximal gefördert und führt zu einer Gewichtsabnahme.

Wie oben bereits erwähnt, läuft eine intensive Belastung mit Hilfe von Kohlenhydratverbrennung und eine weniger intensive Belastung mit Hilfe von Fettverbrennung ab. Durch Training ist eine Verschiebung in Richtung Fettverbrennung möglich.

Nach einer Trainingsperiode kommt es zu einer Zunahme der maximalen Leistungsfähigkeit. Der trainierte Sportler kann bis zu 80% seiner maximalen Leistungsfähigkeit mit der Energiequelle Fett abdecken. Liegt die Leistungsanforderung zwischen 80 und 100%, dann findet Kohlenhydratverbrennung statt. Der untrainierte Sportler kann bis zu 50% seiner maximalen Leistungsfähigkeit über die Fettverbrennung abdecken. Er wird daher eher auf seine Kohlenhydratspeicher zurückgreifen müssen (Abb. 2). Nach dieser Trainingsperiode hat also eine Verschiebung in Richtung Fettverbrennung stattgefunden, d.h., daß der gut trainierte Sportler länger Fette verbrennt und so Kohlenhydrate spart. Aussagen über Eiweiß als Energiequelle können noch nicht gemacht werden. Bis vor einigen Jahren war man der Auffassung, daß Eiweiß überhaupt keine Rolle spielt. Neueste Untersuchungen zeigen jedoch, daß Eiweiß sehr wohl von Bedeutung ist. Bei Ausdauersportarten stammen 5 – 15% der gelieferten Energie von Eiweiß. Dieser Prozentsatz kann bei mehreren schweren Trainingseinheiten nacheinander zunehmen, desgleichen bei einem weiteren Anstieg der Belastungsdauer, wie beim Marathon oder Triathlon.

Ein hoher Eiweißverbrauch zur Energieabdeckung ist ungünstig. Die verwendeten Eiweiße stammen unter anderem aus den Muskeln. Die Muskeln werden sozusagen aufgefressen, wodurch die Leistung negativ beeinflußt wird.

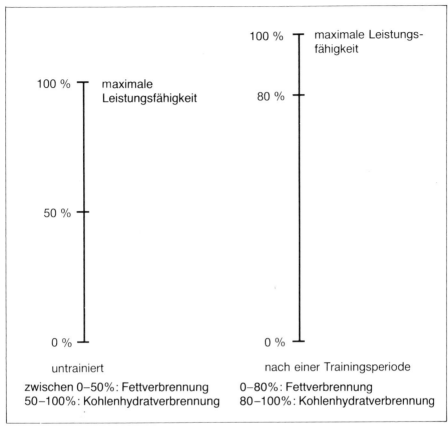

Abb. 2   Unterschiede im Energieverbrauch zwischen Trainierten und Untertrainierten bei maximaler Leistungsfähigkeit.

Die Empfehlung für einen Ausdauersportler 0,75 – 1 g Eiweiß/kg/Tag aufzunehmen, ist überholt. Im Moment geht man von einem Eiweißbedarf von 1,5 – 2 g Eiweiß/kg/Tag aus. Ein Ausdauersportler von 70 kg Körpergewicht braucht also pro Tag 70 × 1,5 = 105 g bis 70 × 2 = 140 g Eiweiß pro Tag. Beim Verbrauch hat tierisches Eiweiß gegenüber pflanzlichem den Vorrang. Tierisches Eiweiß enthält normalerweise mehr essentielle Aminosäuren als pflanzliches Eiweiß. Das heißt, man muß weniger essen, um das ganze Spektrum abzudecken. Außerdem ist tierisches Eiweiß besser resorbierbar als pflanzliches, so daß man relativ weniger benötigt. Milcheiweiß ist für Sportler besonders günstig, da es alle essentiellen Aminosäuren in großen Mengen enthält, leicht resorbierbar und einfach zu konzentrieren ist.

Herzfrequenz und körperliche Belastung

In der Trainingspraxis nimmt man oft die Herzfrequenz als Maßstab für die Belastung. Der Grund dafür liegt darin, daß man eine lineare Funktion zwischen Herzfrequenz und Arbeitsintensität entdeckt hat (Abb. 3).

Für Ausdauertraining gilt, daß der optimale Trainingsreiz zustandekommt, wenn das ganze Sauerstofftransportsystem maximal aktiviert wird, aber gerade noch keine Milchsäureanhäufung in den Muskeln stattfindet. Dieser Intensitätsbereich wurde deshalb auch treffend als aerob-anaerober Übergang bezeichnet. Viele Ausdauertrainingseinheiten werden mit einer Herzfrequenz von ungefähr 180 Schlägen pro Minute durchgeführt. Diese Trainingsintensität ist aber, ausgehend vom aerob-anaeroben Übergang, meistens zu hoch. Der aerob-anaerobe Übergang kann von Person zu Person schwanken. Grob geschätzt liegt er in einem HF-Bereich von 140 – 180 Schlägen pro Minute. Der eine Sportler trainiert seine Ausdauer optimal bei einer HF von 140, der andere wird bei einer HF von 180 trainieren müssen, um seine Ausdauer zu verbessern.

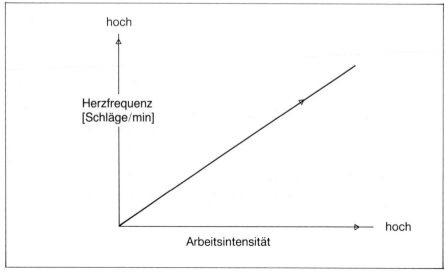

Abb. 3   Beziehung zwischen Herzfrequenz und Arbeitsintensität.

Prinzip von Conconi

Professor *Conconi* hat *Francesco Moser* während seines erfolgreichen Versuchs begleitet, den Stundenweltrekord, den bisher *Eddy Mercks* gehalten hat, zu verbessern. *Conconi* hat den Zusammenhang zwischen Arbeitsintensität und Herzfrequenz ausgenutzt. Er hat ebenso wie andere Untersucher in der Vergangenheit festgestellt, daß bei intensiver Belastung die Beziehung Herzfrequenz/Arbeitsintensität nicht mehr linear verläuft. Sie zeigt am Anfang eine gerade Linie, bei höherer Arbeitsintensität aber einen Knick, oder anders gesagt: Die Arbeitsintensität kann zwar noch erhöht werden, aber die Herzfrequenz stagniert auf einer bestimmten Ebene. Dieser Punkt ist der Herzfrequenz-Umschlagpunkt. Die mit dieser Herzfrequenz zusammenhängende Arbeitsintensität ist die maximale Arbeit, bei der die Energieversorgung völlig aerob abgesichert wird. Der Knick in der Kurve gibt an, bei welcher Herzfrequenz oder welcher Arbeitsintensität (z. B. die Geschwindigkeit, mit der gelaufen oder radgefahren wird) von der aeroben zur überwiegend anaeroben Energiebereitstellung übergegangen wird (Abb. 4). Auf diese Weise konnte *Conconi* genau angeben, mit welcher Geschwindigkeit *Moser* seinen Rekordversuch angehen mußte, ohne frühzeitig erschöpft zu sein.

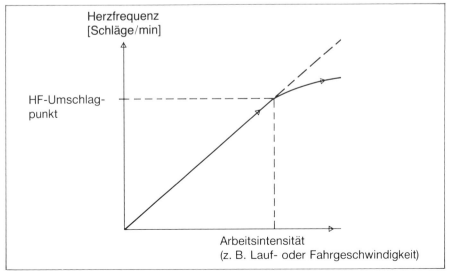

Abb. 4 Lage des Herzfrequenzumschlagpunktes.

Der Knick zeigt die maximale Geschwindigkeit an, die mit dem Herzfrequenz-Umschlagpunkt übereinstimmt und die über längere Zeit durchgehalten werden kann. Es ist die höchste Geschwindigkeit oder Herzfrequenz, die völlig aerob energetisch abgedeckt werden kann. Wird die Geschwindigkeit über den Umschlagpunkt hinaus gesteigert, dann kommt es zu einem Milchsäureanstieg. In dieser Situation kommt das aerobe Energielieferungssystem zu kurz. Das anaerobe System wird eingeschaltet mit dem Ergebnis, daß sich Milchsäure anreichert.

Ein großer Vorteil der Conconi-Methode besteht darin, daß kein Blut entnommen werden muß. Deshalb wird diese Methode auch die unblutige Methode zur Bestimmung des Umschlagpunktes genannt. Die Arbeitsmethode von *Conconi* wird noch ausführlich im Buch behandelt.

Einfluß von Ausdauertraining auf die Herzfrequenz

Nach einer Ausdauertrainingsperiode ist die Reaktion der Herzfrequenz bei gleichbleibender Anstrengung wesentlich verändert (Abb. 5).

Maximale Herzfrequenz

Der untrainierte Athlet hat in diesem Beispiel eine maximale HF von 200 Schlägen pro Minute. Nach einer Ausdauertrainingsperiode bleibt die maximale HF auf gleicher Höhe. Das heißt: Trainiert oder untrainiert, die maximale HF ist unabhängig vom Trainingszustand. Bci sehr gut trainierten Sportlern kann jedoch eine Senkung der maximalen HF erreicht werden.
Die maximale Herzfrequenz kann nur bestimmt werden, wenn man gut ausgeruht ist. Vollständige Erholung nach dem letzten Training ist also notwendig. Die Bestimmung erfolgt wie unten beschrieben.

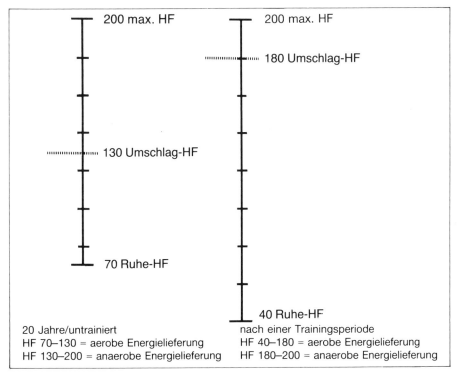

20 Jahre/untrainiert
HF 70–130 = aerobe Energielieferung
HF 130–200 = anaerobe Energielieferung

nach einer Trainingsperiode
HF 40–180 = aerobe Energielieferung
HF 180–200 = anaerobe Energielieferung

Abb. 5   Herzfrequenzstrecke einer untrainierten Person, daneben die gleiche Person nach einer Ausdauertrainingsperiode.

Einer Periode des Einfahrens oder Einlaufens, ungefähr 15 Minuten lang, folgt ein intensives Zeitfahren oder Laufen von 5 Minuten. Die letzten 20 – 30 Sekunden werden auf Höchstgeschwindigkeit gelaufen oder gefahren. Mit dem Herzschlagmeßgerät kann die maximale Herzfrequenz einfach abgelesen werden. Das Zählen des Pulses gleich nach der Belastung ist auch möglich. Durch Zählfehler und schnelles Absinken der Herzfrequenz unmittelbar nach Belastungsende ist diese Zählmethode weniger genau.

Ruheherzfrequenz

Die Ruheherzfrequenz ist niedriger bei gut trainierten Ausdauersportlern. Der Ruhepuls bei Untrainierten liegt zwischen 70 und 80 Schlägen pro Minute. Bei einer Verbesserung der Ausdauer wird die Ruhe-HF allmählich niedriger. Bei gut trainierten Ausdauersportlern (Radfahrer, Marathonläufer) liegt die Ruhe-HF bei 40 – 50 Schlägen pro Minute. Es kommen sogar Ausnahmen unter 40 Schlägen pro Minute vor.
Bei Frauen ist die Herzfrequenz in Ruhe ungefähr 10 Schläge höher als bei Männern gleichen Alters. Morgens wiederum ist die Ruheherzfrequenz 10 Schläge niedriger als in der gleichen Situation am Abend. Das gilt auch für die maximale Herzfrequenz.

Herzfrequenz beim Umschlagpunkt

Die wichtigste Veränderung, die sich nach einer Ausdauertrainingsperiode ergibt, ist eine Verschiebung des Umschlagpunktes in einen höheren HF-Bereich. In unserem Beispiel hat der nicht trainierte Athlet seinen Umschlagpunkt bei einer HF von 130. Nach einer Ausdauertrainingsperiode verschiebt sich der HF-Umschlagpunkt von 130 in den Bereich einer HF von 180 Schlägen pro Minute. Belastungen mit einer Intensität über die HF des Umschlagpunktes hinaus führen zu einem Milchsäureanstieg. Bei gut trainierten Ausdauersportlern ist die HF-Strecke, in der aerobe Energiebereitstellung stattfindet, stark vergrößert. Die größere HF-Strecke, in der die Energiebereitstellung nur aerob abgedeckt wird, geht parallel mit einer großen aeroben Leistung. Durch diese große aerobe Leistung kann eine Ausdauerbelastung lange und mit größerer Geschwindigkeit durchgehalten werden. Der Sportler besitzt eine große Ausdauerleistungsfähigkeit. Nur bei Belastungen mit hoher Intensität wird das anaerobe System angesprochen. Negative Begleiterscheinung ist dabei die Bildung von Milchsäure.

Herzfrequenz-Milchsäure-Kurve

Die Herzfrequenz-Milchsäure-Kurve ist bei jeder Person unterschiedlich. Vor allem ein veränderter Trainingszustand hat Einfluß auf die Form der Kurve (Abb. 6). Die linke Kurve stammt von einer untrainierten Person. Ihr Umschlagpunkt liegt bei einer HF von 130 Schlägen pro Minute. Die rechte

Kurve zeigt, daß sich der HF-Umschlagpunkt nach einer Trainingsperiode in den Bereich von 180 Schlägen pro Minute verschoben hat. Der Untrainierte kann bei einer HF von 130 eine Belastung über längere Zeit gerade noch durchstehen. Der trainierte Athlet kann über längere Zeit bei einer HF von 180 Leistung bringen (Abb. 7). Diese Belastungsintensität korrespondiert mit einem Milchsäuregehalt von 4 mmol Milchsäure/Liter.

Diese Grenze wird auch als anaerobe Schwelle bezeichnet. Belastungen über dem Niveau der anaeroben Schwelle bewirken einen starken Anstieg des Milchsäuregehalts.

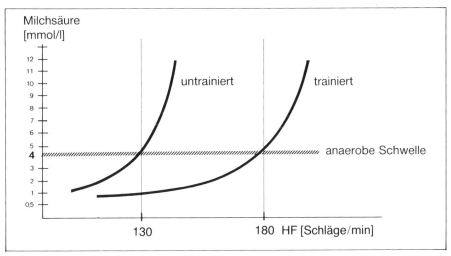

Abb. 6   Herzfrequenz-Milchsäure-Kurve

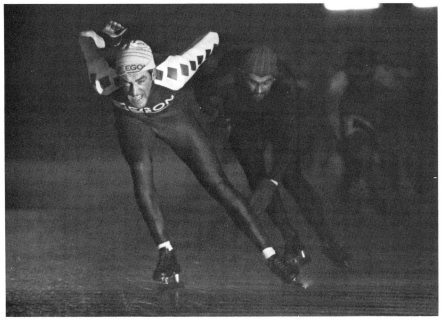

Abb. 7   Marathonschlittschuhläufer *Dries van Wijhe.*   foto Wout Steensma

Maximale Sauerstoffaufnahme (VO₂max.)

VO$_2$max. ist die Sauerstoffaufnahme während maximaler Belastung. Die Einheit von VO$_2$ ist Liter/Minute (l/min). Leistungen auf dem Niveau der VO$_2$max. können nur kurz, maximal nur einige Minuten durchgehalten werden. Während einer VO$_2$max.-Belastung erfolgt die Energielieferung aerob und anaerob. Da die anaerobe Energielieferung nur eine beschränkte Kapazität hat, wird die Testperson gezwungen, langsamer zu gehen oder zu fahren. Eine Dauerbelastung muß sich also auf einem Niveau abspielen, das unter dem der VO$_2$max. liegt.

Durch Trainingseinfluß kommt es zu einer VO$_2$max.-Zunahme. Viel wichtiger aber ist die Tatsache, daß unter dem Einfluß des Trainings die Energie bei zunehmender Belastung länger aerob geliefert werden kann, wodurch der anaerobe Stoffwechsel erst bei einem höheren Prozentsatz der VO$_2$max. eine Rolle spielt.

Das bedeutet, daß unter Trainingseinfluß Milchsäure bei einer Belastung gebildet wird, die mit einem höheren Prozentsatz der VO$_2$max. übereinstimmt. Durch Training kommt es also nicht nur zu einer Zunahme der VO$_2$max., sondern auch zu einem beachtlichen Anstieg des Prozentsatzes der VO$_2$max., mit der eine Belastung über längere Zeit durchgehalten werden kann (Abb. 8).

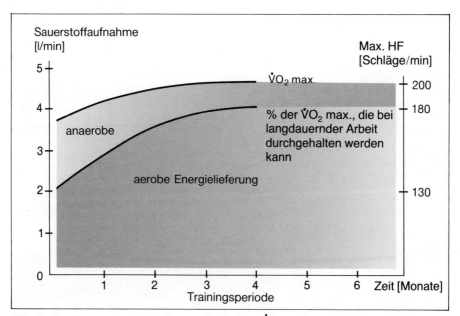

Abb. 8   Zunahme von maximaler Sauerstoffaufnahme (V̇O$_2$max.) unter Trainingseinfluß.

Ruhepuls oder Frühpuls

Der Ruhepuls oder Frühpuls gibt dem Sportler oder Trainer Information über den Trainingszustand. Wichtig ist aber auch die Information über Erholung nach dem Wettkampf oder dem Training. Übertraining kann auf diese Weise in einem frühen Stadium ermittelt werden.

Auch aufkommende oder noch nicht ganz ausgeheilte Krankheiten, wie Virusinfektionen, Erkältungen, Grippe, können durch eine Festlegung des Ruhepulses ermittelt werden. Jeder Sportler, der ernsthaft Sport treibt, sollte eine Pulskurve erstellen (vgl. Abb. 11). Eine Verbesserung des Trainingszustandes ist mit einem allmählichen Sinken der Ruhefrequenz verbunden (Abb. 9).

Zählen der Herzfrequenz

Die beste Stelle zur Ermittlung der Herzfrequenz ist der Puls im linken Brustkorbbereich direkt über der Herzgegend oder am Hals. Zählen Sie die Herzschläge 15 Sekunden lang und multiplizieren Sie die gezählten Schläge mit 4, um die Anzahl der Schläge pro Minute zu ermitteln. Werden nach 15 Sekunden 12 Herzschläge gezählt, dann ist die HF 4 × 12 = 48 Schläge pro Minute (Abb. 10).

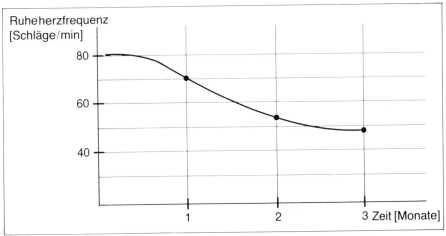

Abb. 9 Senkung der Ruheherzfrequenz nach einer Dauertrainingsperiode.

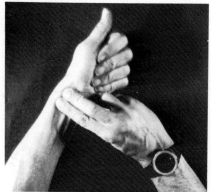

Abb. 10

Zählen des Ruhepulses

Der Ruhe- oder Morgenpuls wird beim morgendlichen Aufstehen gezählt.
Dadurch sind die Umstände, unter denen gezählt wird, immer gleich. Die
Daten werden in einer Kurve festgehalten (Abb. 11).

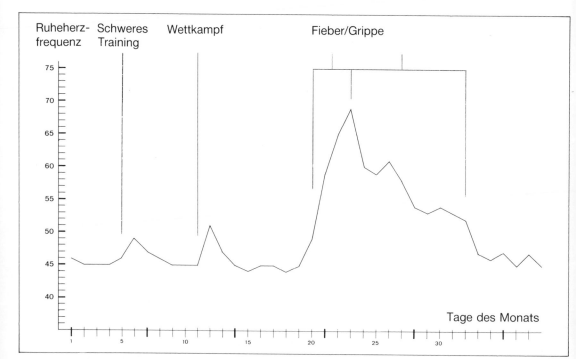

Abb. 11   Ruhepulskurve.

Zählen des Pulses nach einer Belastung

Die Belastungsherzfrequenz kann am besten ermittelt werden, wenn man die Zeit für 10 Schläge festhält. Direkt nach der Belastung stoppt man die Zeit von 10 aufeinanderfolgenden Herzschlägen. Aus der gewonnenen Tabelle kann man dann die HF pro Minute ablesen (Tab. 1).
Starten Sie die Stoppuhr beim ersten Schlag (= 0) und zählen Sie 0, 1, 2, . . . bis zum 10. Schlag, stoppen Sie dann die Uhr.

Zeit [s]	HF [Schläge/min]	Zeit [s]	HF [Schläge/min]	Zeit [s]	HF [Schläge/min]
3,1	194	4,1	146	5,1	118
3,2	188	4,2	143	5,2	115
3,3	182	4,3	140	5,3	113
3,4	177	4,4	136	5,4	111
3,5	171	4,5	133	5,5	109
3,6	167	4,6	130	5,6	107
3,7	162	4,7	128	5,7	105
3,8	158	4,8	125	5,8	103
3,9	154	4,9	122	5,9	102
4,0	150	5,0	120	6,0	100

Tab. 1 Die HF-Werte geben die Anzahl der Herzschläge während der gemessenen Zeit wieder.

Einfluß des Alters auf die maximale Herzfrequenz

Mit zunehmendem Alter sinkt die maximale Herzfrequenz allmählich ab. Dieser Rückgang ist nicht vom Trainingszustand abhängig. Eine 20jährige Person kann eine maximale HF von 220 Schlägen pro Minute erreichen. Im vierzigsten Lebensjahr ist die maximale HF, die erreicht werden kann, oft nicht höher als 180 Schläge pro Minute. Zwischen Personen gleichen Alters gibt es ziemlich große Unterschiede in bezug auf die maximale HF. So ist es möglich, daß ein Vierzigjähriger eine maximale HF von ungefähr 165 Schlägen pro Minute hat, während ein Gleichaltriger eine maximale HF von 185 Schlägen pro Minute hat.

Beim Älterwerden gibt es eine lineare Senkung der maximalen HF.

Als Formel: HF max = 220 – Alter (in Jahren).

Das bedeutet: Ein Vierzigjähriger hat eine maximale HF von 220 – 40 = 180 Schlägen pro Minute. Trotz einiger Ausnahmen ist diese Regel ziemlich zuverlässig.

Nicht nur die maximale HF sinkt linear mit zunehmendem Alter. Auch die Ruheherzfrequenz und die HF beim Umschlagpunkt, der anaeroben Schwelle, nehmen linear beim Älterwerden ab (Abb. 12 a und b).

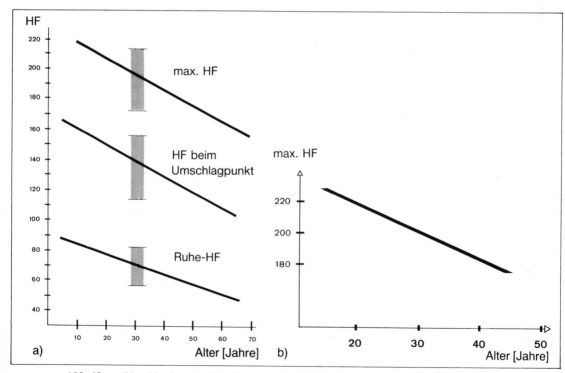

Abb. 12 a und b   Abnahme der Herzfrequenz, der Ruheherzfrequenz und der Herzfrequenz beim Umschlagpunkt mit zunehmendem Alter. Die vertikalen Linien geben an, wie groß die Unterschiede zwischen Personen gleichen Alters sein können.

Einfluß des Alters auf die Herzfrequenz beim Umschlagpunkt

Was für die maximale HF zutrifft, gilt auch für die HF beim Umschlagpunkt. Beim Älterwerden sinkt die HF beim Umschlagpunkt allmählich. Aber auch hier gibt es wieder große individuelle Unterschiede, wie am Beispiel eines 42jährigen Triathleten sowie eines 42jährigen Marathonläufers zu ersehen ist (Abb. 13 und Abb. 14).

Die Belastungsherzfrequenz liegt größtenteils um 160. Bei Labortests erreichte der Triathlet auf dem Fahrradergometer eine maximale HF von 187 Schlägen pro Minute. Seine berechnete HF beim Umschlagpunkt liegt bei 160 Schlägen pro Minute. Für einen 42jährigen hat dieser Athlet eine hohe maximale HF.

Der erste Teil des Dauerlaufs, bis ungefähr 50 Minuten, kann intensiver gelaufen werden. Die HF beim Umschlagpunkt, die bei diesem Athleten mit 160 ermittelt wurde, wird während der ersten 50 Minuten überhaupt nicht erreicht.

Die Intensität des Dauerlaufs zwischen 50 und 150 Minuten ist optimal. Die HF liegt immer sehr nah am Umschlagpunkt. Am Ende des Dauerlaufs hat der

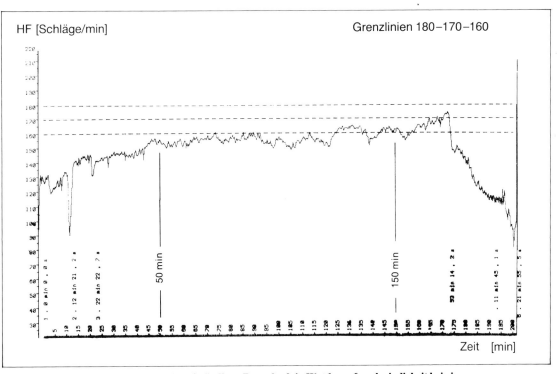

Abb. 13 Registrierung eines 3stündigen Dauerlaufs in Wettkampfgeschwindigkeit bei einem 42jährigen Triathleten.

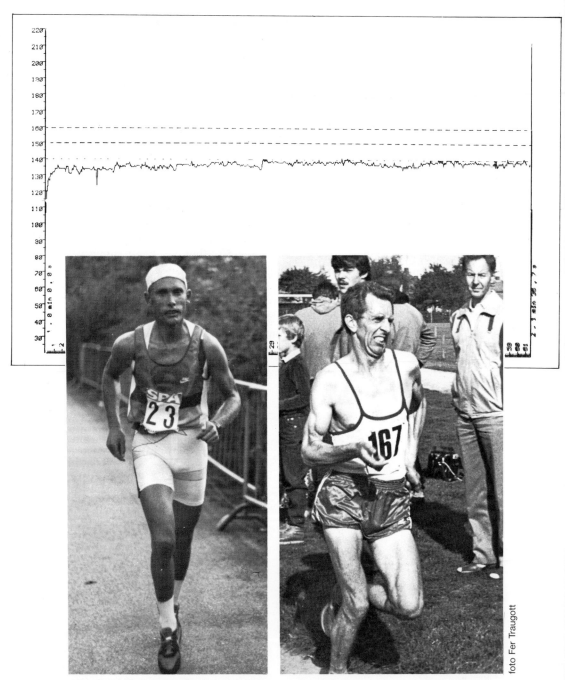

Abb. 14   Registrierung eines 1stündigen Laufes in Wettkampfgeschwindigkeit bei einem 42jährigen Marathonläufer.

Athlet noch Energie übrig. Er kann dann noch längere Zeit mit einer HF, die über dem Umschlagpunkt liegt, laufen (Abb. 13). Der berechnete Umschlagpunkt dieses Athleten wurde mittels eines sportspezifischen Tests festgelegt. Genauere Angaben werden später gemacht.

Die maximale HF des Marathonläufers, ermittelt bei einem sportspezifischen Test, beträgt 167 Schläge pro Minute. Die berechnete HF beim Umschlagpunkt liegt bei 142 Schlägen. Im Gegensatz zu dem Athlet von Abbildung 13 hat dieser Marathonläufer für sein Alter eine niedrige maximale HF. Der berechnete Umschlagpunkt liegt dann auch entsprechend niedriger.

Der Marathonläufer hat ein ausgezeichnetes Ausdauertraining absolviert mit einer HF, die immer im Bereich von 140 Schlägen pro Minute lag. Er läuft also knapp unter seiner HF beim Umschlagpunkt (Abb. 14).

Die Daten der zwei gut trainierten Sportler zeigen, wie groß die Unterschiede zwischen gleichaltrigen Personen sein können. Der Triathlet wird seine Ausdauer bei einer anderen HF trainieren müssen als der Marathonläufer.

Einfluß von Trainingszustand, Krankheit und Übertraining auf die Herzfrequenz

Bei Übertraining kann die maximal zu erreichende HF abfallen. Bei sehr gut trainierten Ausdauerathleten sinkt die maximale HF nur geringfügig.

Die Ruhe-HF sollte bei gut trainierten Ausdauerathleten im allgemeinen bedeutend niedriger sein. Aber bei Übertraining oder Krankheit zeigt die Ruhe-HF einen Wiederanstieg. Die HF beim Umschlagpunkt wird sich bei einem besseren Trainingszustand auf ein höheres Niveau einstellen. Aber auch für diese HF ist eine deutliche Senkung bei Übertraining oder Krankheit charakteristisch (vgl. Abb. 46).

Einfluß unvollständiger Erholung auf die Herzfrequenz nach schwerer Belastung

Ein Sportler hat eine maximale HF, eine HF bei einem bestimmten Umschlagpunkt und eine Ruhe-HF. In völlig erholtem Zustand sind diese unterschiedlichen HF-Niveaus ziemlich konstant. Einen Tag nach einer schweren Belastung kann die Ruhe-HF etwas erhöht sein. Das Anzeichen einer erhöhten Ruhe-HF bedeutet, daß der Körper noch nicht ausreichend erholt ist. Es ist besser, an diesem Tag kein schweres Training zu absolvieren, um dem Körper eine ausreichende Erholungszeit zu geben. Das Ergebnis eines schweren Trainings während einer Periode mit unvollständiger Erholung ist stets negativ. Es kommt zu keiner Konditionsverbesserung, und das Leistungsniveau fällt ab. Wenn der Morgenpuls um 10 Schläge erhöht ist, so ist das ein Zeichen für eine unvollständige Erholung. Anstrengendes Training während einer Phase unzureichender Erholung führt auf Dauer zu Überlastung und Übertraining.
Nicht nur der Morgenpuls erhöht sich, auch die HF beim Umschlagpunkt und die maximale HF ändern sich bei nicht ausreichender Erholung. Beide stellen sich auf ein niedrigeres Niveau ein. Während eines derartigen Zustands kann der Sportler keine maximale Leistung bringen und fühlt sich subjektiv nicht leistungsfähig.

Zur Verdeutlichung einige Aufzeichnungen über drei aufeinanderfolgende Wettkämpfe des Querfeldeinfahrers *Frank van Bakel* (Abb. 15).
Während der Wettkämpfe I und III war der Sportler gut erholt. Subjektiv fühlte er sich während der Wettkämpfe wohl. Die maximale HF war bei beiden Wettkämpfen sehr hoch (Abb. 16 und Abb. 18). Beim Wettkampf II war der Läufer unzureichend erholt. Subjektiv war der Sportler unzufrieden: „Schwere Beine". Die maximale HF wurde deutlich nicht erreicht (Abb. 17). Auch Aufzeichnungen während der Tour de France und während der niederländischen Meisterschaften im Mannschaftszeitfahren zeigen deutlich die Senkung der maximalen HF und der HF beim Umschlagpunkt. Während der Tour de France befinden sich alle Radrennfahrer dauernd in einem Übertrainingszustand oder sie sind zumindest unzureichend erholt. Das zeigt sich in der HF-Kurve (vgl. Abb. 106, 107 und 108).

Wenn der Ruhepuls um 10 oder mehr Schläge erhöht ist und die normale Ausdauertrainings-HF nur mit viel mehr Mühe und Anstrengung als normal gehalten werden kann, dann ist es besser, keine zu starken Belastungen einzugehen. Die beste Lösung ist ein Regenerationstraining.

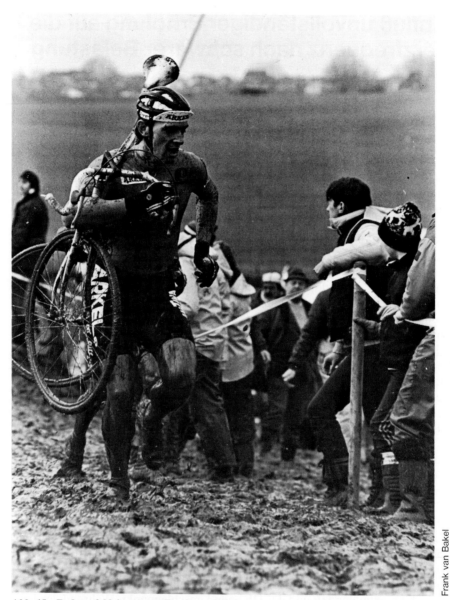

Frank van Bakel

Abb. 15   Radquerfeldeinrennen: *Frank van Bakel.*

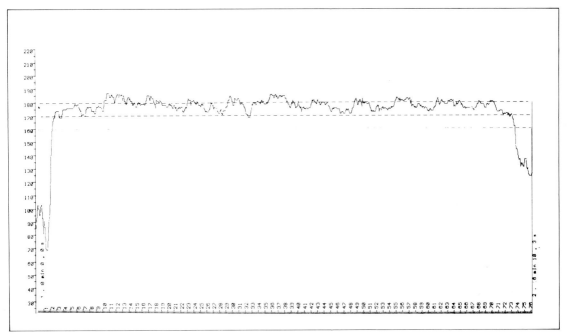

Abb. 16 Querfeldeinwettkampf: *F. v. Bakel* **1. Platz. Subjektiv: gut gelaufen. In der Zeit vor dem Wettkampf lag der Trainingsakzent auf der Ausdauerschulung mittels Dauermethode. Intervalltraining noch nicht durchgeführt. HF 31% über 180, HF 57% über 170. Kein Abfall der Herzfrequenzkurve.**

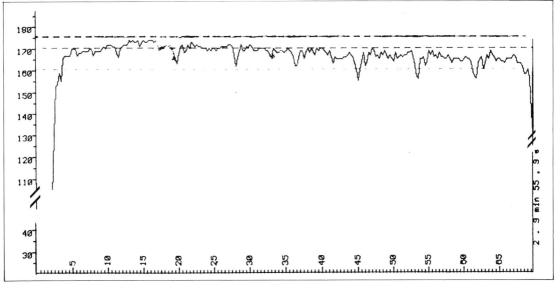

Abb. 17 Querfeldeinwettkampf: *F. v. Bakel* **schlechter Platz. Subjektiv: schlecht gelaufen („schwere Beine"). Diese Aufzeichnung stammt aus einer Periode mit vielen Wettkämpfen. Während der Woche vor dem Wettkampf wurde hart trainiert mit intensiver Intervallarbeit. HF nur 30% über 170. Die allmähliche Senkung der Herzfrequenzkurve zeigt, daß das Belastungsniveau nicht aufrechterhalten werden kann.**

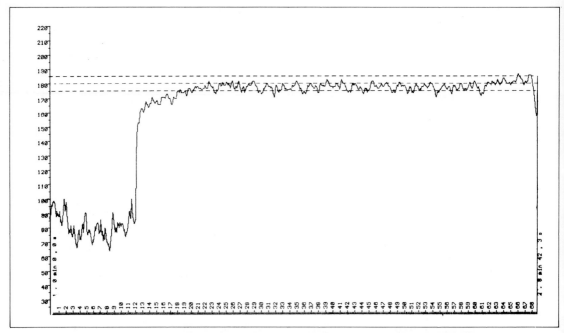

Abb. 18 **Querfeldeinwettkampf:** *F. v. Bakel* **3. Platz im Super-Prestigewettkampf. Subjektiv: gut gelaufen, mit Sturz zu Beginn des Wettkampfs. Die Woche vor dem Wettkampf wurde nur lockeres Ausdauertraining durchgeführt. HF 19% über 180, HF 54% über 175. Kein Absinken der Herzfrequenz. Am Ende des Wettkampfs war noch eine Steigerung möglich.**

Einfluß von äußeren Faktoren auf die Herzfrequenz

Luftfeuchtigkeit und Umgebungstemperatur

Alle Leistungen werden u. a. auch durch die Umgebungstemperatur und die Luftfeuchtigkeit beeinflußt. Für jede Belastung, unabhängig von Art und Umfang, gibt es physiologische Optima. Dies gilt auch für die Umgebungstemperatur und die Luftfeuchtigkeit. Alle körperlichen Leistungen sind abhängig von komplizierten chemischen Reaktionen in Muskeln und Nerven. Diese chemischen Reaktionen sind sehr empfindlich für Temperaturschwankungen. Änderungen der inneren Körpertemperatur bleiben demnach nicht ohne Folge. Über das Wärmeregulationszentrum kann die innere Körpertemperatur aufgrund von Muskelaktivität bzw. hoher oder niedriger Außentemperatur beeinflußt werden.

Bei einer Erhöhung der Körpertemperatur laufen die Körperprozesse schneller ab, bei niedrigen Temperaturen langsamer. Die HF ist eingebunden in die Wärmeregulation und zeigt die niedrigsten Werte bei einer Außentemperatur von 20° C. In Ruhe produziert der Körper ungefähr 4,2 kJ (1 kcal) pro Stunde pro kg Körpergewicht. Bei körperlichen Anstrengungen kann die Wärmeproduktion des Körpers bis auf 42 – 84 kJ (10 – 20 kcal) pro kg Körpergewicht pro

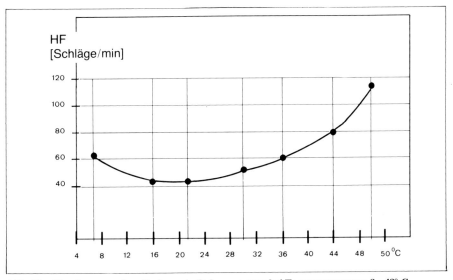

Abb. 19 **Herzfrequenz eines Ruderers in Ruhe gemessen bei Temperaturen von 8 – 48° C.**

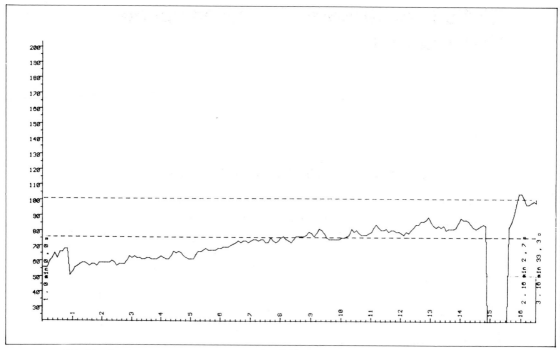

Abb. 20 **Anstieg der Herzfrequenz während eines Saunabesuchs.**

Stunde steigen. Dadurch werden hohe Anforderungen an die Wärmeregulation gestellt. Die HF nimmt zu, es folgt eine erhöhte Durchblutung der Hautgefäße und erhöhte Produktion von Schweißflüssigkeit.

Wird die gleiche Belastung nicht bei einer Körpertemperatur von 37° C, sondern von 38° C durchgeführt, dann kommt es zu einer Steigerung der HF um 10 – 15 Schläge. Abbildung 19 zeigt die beachtlichen Folgen der Umgebungstemperatur auf die HF bei einer gesunden Person in Ruhe.

In Abbildung 20 ist der Verlauf der HF während eines Saunabesuchs von 15 Minuten dargestellt. Die Temperatur betrug 80° C und der Feuchtigkeitsgrad in der Kabine war hoch. Die Versuchsperson verhielt sich völlig ruhig. Nur durch den Einfluß einer hohen Umgebungstemperatur und einer hohen Feuchtigkeit stieg die HF von 50 Schlägen pro Minute auf 90 Schläge pro Minute.

Abbildung 21 ist die Aufzeichnung eines 43jährigen Marathonläufers mit einem Umschlagpunkt bei HF 175. Der erste Teil des halben Marathons – bis 40 Minuten – verläuft ausgezeichnet. Es wird beim Umschlagpunkt gelaufen. Ab der 35. Minute fängt es stark zu regnen an. Vorher war es trocken. Durch diesen Regenguß – die Außentemperatur betrug vorher 16° C – kühlt der Läufer sehr stark ab, wodurch die HF nicht auf dem gleichen Niveau gehalten werden kann.

Durch eine hohe Umgebungstemperatur und einen hohen Luftfeuchtigkeitsgrad werden bei körperlicher Belastung höhere Anforderungen an den Körper

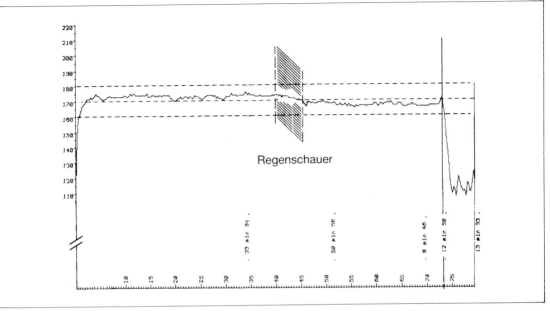

Abb. 21 Einfluß der Außentemperatur auf die Herzfrequenz während eines halben Marathonlaufs.

gestellt. Bei gleichbleibender Belastung verursachen diese Faktoren eine Steigerung der HF. Wenn die Temperaturen und die Feuchtigkeit steigen, wird die Leistungsreserve für Dauerbelastungen kleiner. Die große Wärmemenge, die während Muskelaktivität freigesetzt wird, führt trotz gesteigerter Wärmeregulation zu einer hohen inneren Körpertemperatur. Diese Temperatur wird um so höher, je intensiver die Belastung ist, je länger sie dauert und je weiter die Außentemperatur und die Luftfeuchtigkeit ansteigen. Die Körpertemperatur kann in solchen Situationen bis 42° C steigen. Diese hohe Temperatur ist ein deutlicher leistungsbegrenzender Faktor. Im allgemeinen sind Temperaturen bis 20° C günstig für Ausdauerbelastungen. Höhere Temperaturen zwischen 25° C und 35° C sind günstig für Leistungen, bei denen es auf Schnellkraft ankommt, wie im Sprint und in den technischen, leichtathletischen Disziplinen. Durch regelmäßiges Training bei hohen Temperaturen stellt sich der Körper besser auf derartige Zusatzbelastungen ein, wodurch es weniger schnell zu einer Abnahme der Leistungsfähigkeit kommt. Das Wärmeregulierungszentrum kann auch durch ein- oder zweimaligen wöchentlichen Saunabesuch trainiert werden.

Gut angepaßte, die Wärmeabgabe nicht behindernde Kleidung und eine adäquate Flüssigkeitszufuhr vor und während des Trainings tragen dazu bei, ein hohes Leistungsniveau aufrecht zu erhalten. Wenn die Wärme von einem zum anderen Tag stark zunimmt, ist die HF in Ruhe und während Belastung stets erhöht. Dies geht parallel mit einer Abnahme der Leistungsfähigkeit. Nach einigen Tagen der Akklimatisation und angepaßten Trainings wird das alte Niveau schnell wieder erreicht.

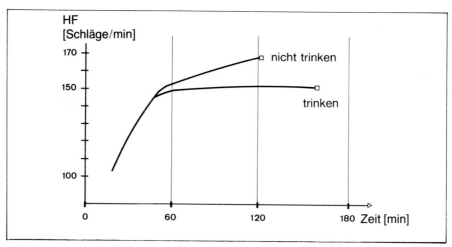

Abb. 22   Einfluß von Flüssigkeitsverlust auf die Herzfrequenz.

Flüssigkeitsverlust und Herzfrequenz

Während körperlicher Belastung wird viel Wärme produziert. Schwitzen ist eine wichtige Form der Wärmeabgabe. Übermäßiger Flüssigkeitsverlust kann unangenehme Komplikationen verursachen. Wenn der Flüssigkeitsverlust mehr als 3% des Körpergewichts beträgt, steigt die Körpertemperatur, und es kann eine lebensgefährliche Überhitzung entstehen.
Bei einer Körpertemperatur von 41° C und mehr kann es zu einem Hitzschlag kommen. Wichtige Faktoren für das Entstehen eines Hitzschlags bei körperlicher Belastung sind: hohe Umgebungstemperaturen, hohe Luftfeuchtigkeit, geringe Ventilation des Körpers und keine Flüssigkeitszufuhr in den Stunden vor der Belastung. Es ist sehr wichtig, den Flüssigkeitsverlust durch Trinken von kleinen Mengen – 100–200 ml – in kurzen Zeitabständen so gut wie möglich zu kompensieren. Die Menge Flüssigkeit, die verlorengegangen ist, kann durch Körpergewichtsbestimmung vor und nach dem Training bzw. Wettkampf festgelegt werden. Während einer Ausdauerbelastung unter Hitzebedingungen kann schon nach 1 – 2 Stunden ein Flüssigkeitsverlust von 3% des Körpergewichts entstehen.

Für einen Sportler von 70 kg wäre das ein Flüssigkeitsverlust von 2,1 kg. Dieser Verlust führt zu einer Verringerung der umlaufenden Blutmenge. Hierdurch bekommt das Herz weniger Blut. Diese Verringerung wird durch eine höhere HF kompensiert. Flüssigkeitsverlust verursacht also eine Steigerung der HF.

Abbildung 22 gibt die HF während einer Ausdauerbelastung von 70% der maximalen Sauerstoffaufnahme wieder. Die Temperatur während des Tests war 20° C. Bei Erschöpfung der Läufer wurde der Test abgebrochen. Nichttrinken während der Anstrengung verursachte eine höhere HF. Der Moment

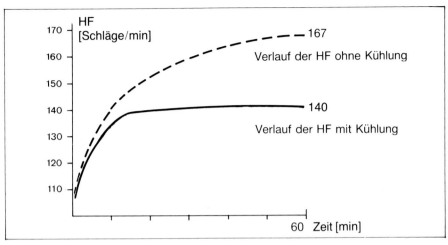

Abb. 23   Einfluß von Kühlung auf die Herzfrequenz.

der Erschöpfung wurde eine halbe Stunde früher erreicht. Beim Trinken von 250 ml (halbe Trinkflasche) alle 15 Minuten blieb die Herzfrequenz auf einem konstanten Niveau. Die Durchhaltezeit hat durch Trinken bedeutend zugenommen.

Kühlung während der Belastung

Flüssigkeitsverlust wirkt sich nachteilig auf die Leistungsfähigkeit aus. Durch regelmäßiges Trinken kann der Flüssigkeitsverlust kompensiert werden.
Auch durch wiederholte Kühlung während der Belastung kann der Flüssigkeitsverlust in warmer Umgebung gebremst werden. Dadurch ist der Leistungsabfall weniger groß. Aus eigenen Untersuchungen geht deutlich der positive Einfluß von Kühlung während Belastung hervor. Ein und dieselbe Testperson wurde in einem Zeitraum von 4 Tagen auf dem Fahrradergometer getestet. Der erste Test ohne Kühlung, der zweite Test mit Kühlung. Die Kühlung bestand aus einem Ventilator und nassen Schwämmen, mit denen der Körper regelmäßig befeuchtet wurde. Die Rahmenumstände während beider Tests waren gleich. Die Temperatur betrug 25° C, die relative Luftfeuchtigkeit blieb konstant. Die Belastung war gleich. Die Gesamt-Fahrdauer betrug 60 Minuten. Der Verlauf der HF-Kurve ergab einen deutlichen Unterschied. Beim Test ohne Kühlung steigt die HF allmählich von 135 bis auf 167 Schläge pro Minute. Während des Tests mit Kühlung stellt sich die HF auf ein Niveau von 140 Schlägen pro Minute ein (Abb. 23). Durch Kühlung kann die Anstrengung länger durchgehalten werden.

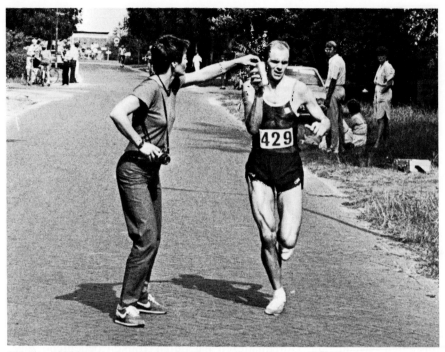

Abb. 24   Kühlung mit einem Schwamm beim Marathonlauf.

Kühlung beim Radfahren oder Laufen

Die Fahrgeschwindigkeit ist größer als die Laufgeschwindigkeit. Während des Fahrradfahrens ist die Luftkühlung also größer. Das ist günstiger für die Leistung, speziell bei warmem Wetter. Die Probleme des Langstreckenläufers sind bei warmem Wetter größer als beim Radrennfahrer. Die geringe Laufgeschwindigkeit geht parallel mit geringer Kühlung. Vermehrter Flüssigkeitsverlust mit vielen unangenehmen Begleiterscheinungen ist die Folge. Zu schnelles Kühlen mit zu kaltem oder zu viel Wasser hat eine gegenteilige Wirkung. Die Blutgefäße in der Haut kontrahieren sich, wodurch überflüssige Wärme nicht mehr abgegeben werden kann.

Die beste Methode, um frühzeitige Erschöpfung während Anstrengung bei Hitze zu vermeiden, ist regelmäßiges Trinken und regelmäßiges Benässen des Körpers mit einem Schwamm (Abb. 24).

Nahrung

Mit guter Ernährung kann im Ausdauersport eine bedeutende Verbesserung des Leistungsvermögens erzielt werden. Diese Verbesserung zeigt sich durch eine Senkung der HF bei gleichbleibender Belastung. Die Leistungsverbesserung beträgt bis zu 7%.

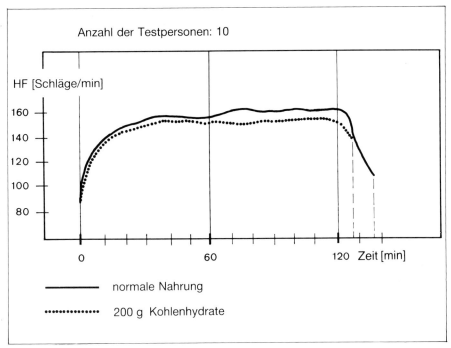

Abb. 25 **Verlauf der Herzfrequenz bei einer Belastung von 2 Stunden auf dem Fahrradergometer.**

Die durchschnittliche HF bei „normaler Ernährung" = 156 ± 10/min.
Die durchschnittliche HF bei 200 g Kohlenhydraten = 145 ± 9/min. Aus Abbildung 25 geht hervor, daß bei Aufnahme von 200 g Glukose die HF während des ganzen Tests niedrig bleibt. Wenn die Belastung länger dauert, wird der Unterschied mit der Testgruppe, die keine zusätzliche Glukose zu sich nimmt, immer größer. Die Belastungsintensität während dieses Tests ist 70% der VO_2max. Die Leistungsverbesserung beträgt 7%.

Weitere Faktoren, die auf die Herzfrequenz Einfluß nehmen

Höhe

Beim Aufenthalt in großer Höhe kommt es zu einer Zunahme der Ruheherzfrequenz. Das Leistungsniveau für Ausdauersportler ist einige Zeit erniedrigt. Aus dem Flachland kommend ist daher zuerst eine Akklimatisationsperiode unbedingt notwendig.

Medikamente

Verschiedene Medikamente haben Einfluß auf die HF. Die bekanntesten sind die Betablocker. Diese Betablocker werden speziell bei Bluthochdruck und Angina pectoris verordnet. Sie senken die Ruhe-HF und auch die maximale

HF. (Angina pectoris: Brustschmerzen, die meistens während körperlicher Anstrengung durch Verengung der Herzkranzgefäße entstehen.)

Bei Einnahme von Betablockern kommt es zu einer Senkung der Ausdauerleistungsfähigkeit von ungefähr 10%. Die Betablocker werden bei bestimmten Sportarten als Doping benützt, z. B. haben sie beim Schießsport einen leistungsbegünstigenden Einfluß. Nervöses Zittern der Hände wird durch diese Mittel unterdrückt.

Herzfrequenz als Maß für die Größe der Belastung

Zwei Athleten, die mit der gleichen Geschwindigkeit laufen, können ein unterschiedliches Herzschlagniveau erreichen. Die Schlußfolgerung, daß der Athlet, der die höchste HF erreicht, am schwersten belastet wird, ist nicht immer richtig.

Beispiel: Der eine Läufer hat eine maximale HF von 210 Schlägen pro Minute. Seine HF während des Laufes beträgt 160 Schläge pro Minute. Sein Trainingskollege hat eine maximale HF von 170 und eine HF während des Laufes von 140 pro Minute. Der erste Läufer ist um 50 und der zweite Läufer um 30 Schläge unter seiner maximalen HF. In diesem Beispiel wurde der zweite Läufer stärker belastet.

Die Formel von *Karvonen* eignet sich gut zur Beurteilung des Belastungsgrades:

$$\frac{\text{HF während Anstrengung} - \text{HF in Ruhe}}{\text{HF maximal} - \text{HF in Ruhe}} \times 100\% = \ldots \%$$

Wenn man davon ausgeht, daß beide Läufer in diesem Beispiel die gleiche Ruhe-HF von 50 Schlägen pro Minute haben, dann beträgt ihre prozentuale Belastung 69% bzw. 75%. Die Prozentangabe von *Karvonen* ist ungefähr 10% höher als die Prozentangabe für die maximale Sauerstoffaufnahme (VO_2max.). Die Prozentangabe von *Karvonen* von 75% entspricht einer VO_2max. von 65%.

Training

Energieliefernde Systeme und ihre Bedeutung für die verschiedenen Trainingsarten

Jeder Sport hat seine eigene spezifische Trainingsart. Ein Marathonläufer trainiert anders als ein Sprinter. Der erste möchte eine große aerobe Ausdauer haben, der Sprinter dagegen hat großes Interesse an einer ausgezeichneten anaeroben Kapazität. Einige Sportleistungen, z. B. ein 400-m-Lauf, fordern darüber hinaus ein Training des Milchsäuresystems. Der 400-m-Läufer muß lernen, gegen die starke Übersäuerung seiner Muskeln und das damit verbundene Gefühl von Ermüdung anzukämpfen. Er trainiert also seine Ermüdungswiderstandsfähigkeit. Das aerobe Ausdauervermögen kann am besten mittels Ausdauertraining verbessert werden, d. h. durch Belastungen, die mindestens 10 Minuten bis eine halbe Stunde auf gleichem submaximalem Niveau ablaufen. Dieses Niveau kann exakt angegeben werden, und es ist durch die Tatsache gekennzeichnet, daß es noch zu keiner Milchsäureanhäufung im Blut kommt.
Eine Vergrößerung der allgemeinen anaeroben Kapazität ist natürlich auch durch Training zu erreichen. Eine Zunahme der energiereichen Phosphatverbindungen (Kreatinphosphat und ATP) ist z. B. mit einem submaximalen Intervalltraining möglich, wobei die Intensität 80 – 90% des Maximums beträgt. Es handelt sich hier um Belastungen mit einer Dauer von 10 – 20 Sekunden, mit einer Pause, die lange genug ist, um zu hohe Milchsäurekonzentrationen im Körper zu vermeiden.

Wenn man das Milchsäuresystem trainieren will, dann muß die Dauer der submaximalen Belastungsperiode verlängert werden, z. B. auf 60 – 80 Sekunden. Die kurzen Erholungsperioden dürfen nicht zu lange sein, damit die Milchsäurekonzentration im Blut nicht zu stark zurückgeht. Das bedeutet Erholungsperioden von ungefähr 30 Sekunden bis zu einigen Minuten. Das Training des Milchsäuresystems, falls dies notwendig ist, kann vielleicht am besten mit vorbereitenden Wettkämpfen erreicht werden. Dabei ist zu bedenken, daß zwei intensive Wettkämpfe mit einer einwöchigen Pause schon zuviel sein können. Derartigen schweren Belastungen muß immer ein Training leichterer Art, das sogenannte Erholungstraining, folgen.

Die Milchsäurekonzentration im Blut wird in Millimol pro Liter (mmol/l) angegeben. Bei gesunden Personen werden in Ruhe Werte von 1 und 2 mmol/l gemessen. Bei großen Anstrengungen kann eine Erhöhung der Milchsäure-

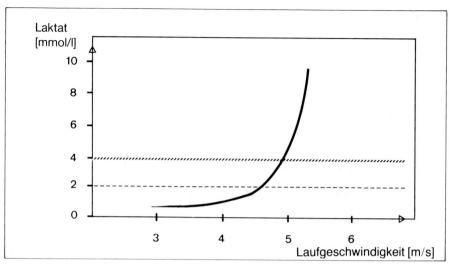

Abb. 26 Laktatbelastungskurve.

konzentration eintreten. Leichte Anstiege (6 – 8 mmol/l) können sich ungünstig auf das Koordinationsvermögen des Sportlers auswirken.

Er kann dann weniger gut seine technischen Fähigkeiten ausnützen, z. B. um eine Tormöglichkeit zu verwerten oder einen Judowurf durchzuführen. Schlimmer ist es, daß regelmäßig wiederkehrende, hohe Säuerungswerte einen sehr nachteiligen Einfluß auf das aerobe Ausdauervermögen haben, da dieses Energielieferungssystem sozusagen die Grundlage für jede anstrengende Sportart darstellt.

Speziell aus diesem Grund ist die Zahl intensiver Belastungen in einer bestimmten Periode mit Vorsicht zu bestimmen. Die Belastungsintensitäten, die bei verschiedenen Trainingsarten benützt werden, können mittels der Laktatbelastungskurve genau angegeben werden. Abbildung 26 zeigt den Zusammenhang zwischen Milchsäurekonzentration im Blut und Intensität der Belastung, die während einer bestimmten Zeit eingegangen wird. Zum besseren Verständnis ist die Belastung hier als Geschwindigkeit, z. B. Laufgeschwindigkeit, wiedergegeben.

Eine Laktatbelastungskurve kann dadurch bestimmt werden, daß der Sportler einige Male die gleiche Strecke durchläuft und regelmäßig die Blutlaktatwerte bestimmt werden. Jede Runde sollte so weit als möglich mit gleichmäßiger Geschwindigkeit gelaufen werden, wobei in jeder neuen Runde ein höheres Tempo als in der vorigen angestrebt werden sollte. Die Länge der Strecke sollte so gewählt werden, daß mindestens 5 Minuten zum Durchlaufen benötigt werden. Niedrige Geschwindigkeit geht bei gut trainierten Personen parallel mit niedrigen Säuerungswerten, der Energiebedarf kann vollständig aerob abgedeckt werden. Bei einer größeren Belastung beginnt die Kurve anzusteigen: Es wird zwar durch den arbeitenden Muskel Milchsäure produ-

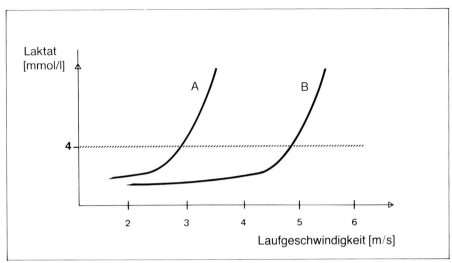

Abb. 27 Einfluß von Ausdauertraining auf die Laktatkurve: Kurve A und B sind vom gleichen Athleten; Kurve A am Anfang einer Trainingsperiode, Kurve B nach einer Trainingsperiode von 3 Monaten. Schlußfolgerung: Die Laufgeschwindigkeit bei Milchsäure 4 hat zugenommen. Kurve A: 3 m/s; Kurve B: 5 m/s. Die Kurve hat sich nach rechts verschoben. Das aerobe Leistungsvermögen hat deutlich zugenommen.

ziert, aber die Menge ist noch so gering, daß sie zum Großteil im Körper neutralisiert werden kann. Man geht davon aus, daß dies bei einer Milchsäurekonzentration von etwa 2 – 4 mmol/l geschieht. Diesen Bereich nennt man auch aerob-anaeroben Übergang. Es gibt eine Laufgeschwindigkeit, die über längere Zeit gerade noch durchgehalten werden kann, ohne daß es zu einer Milchsäureanhäufung im Körper kommt. Wird die Geschwindigkeit aber noch größer, dann entsteht in Abhängigkeit vom Grad und von der Zeitdauer der Überschreitung, eine stetig zunehmende Übersäuerung, die den Sportler ab einem bestimmten Moment zur Aufgabe zwingt.

Der bei dieser Grenzgeschwindigkeit meßbare Milchsäuregehalt wird auch als anaerobe Schwelle bezeichnet. Aus praktischen Gründen wird diese Schwelle meist bei einem Laktatwert von 4 mmol/l festgelegt, in der Überzeugung, daß dieser Wert dem richtigen Grenzwert weitestgehend nahekommt. Belastungen über diesen Grenzwert hinaus führen also zu einem Anstieg des Milchsäuregehalts im Körper.

Die Laktatkurve, die für jeden Sportler persönlich erstellt werden muß, kann zur Trainingssteuerung herangezogen werden. Es ist bekannt, daß das aerobe Ausdauervermögen am besten mit einem Ausdauertraining im Bereich der anaeroben Schwelle trainiert werden kann, d. h. einem Training mit Geschwindigkeiten, die mit Milchsäurewerten von 2, 3, 4 und 5 mmol/l einhergehen, wie sie aus der Grafik der Testergebnisse von Testathleten abgelesen werden können.

Sehr gut trainierte Athleten steigern das Ausdauervermögen bei etwas niedrigeren Milchsäurewerten, meistens bei Werten zwischen 2 und 3 mmol. Weniger gut trainierte Athleten verbessern das Ausdauervermögen bei etwas höheren Werten, etwa bei 3, 4 und 5 mmol Milchsäure. Regenerationstrainingseinheiten sind nicht intensiv. Der Milchsäuregehalt liegt danach unter 2 mmol Milchsäure.

Intensives Intervalltraining führt zu hohen Milchsäurewerten. Diese Werte steigen weit über 4 mmol Milchsäure. Hierfür gibt es mehrere Anwendungsbereiche. Durch Ausdauertraining wird die Lage der Kurve verändert. Es kommt zu einer Verschiebung nach rechts (Abb. 27).

Die Trainingsintensität muß daher regelmäßig angepaßt werden, wozu aber eine neuerliche Blutuntersuchung notwendig ist. Diese steht jedoch nicht jedem unbegrenzt zur Verfügung.

Es gibt allerdings andere Möglichkeiten, womit die gleiche oder doch zumindest die wichtigste Information erhalten werden kann. Die einfachste Methode beruht auf eigenem Gefühl und dem Versuch, damit die anaerobe Schwelle festzustellen.

Laktatkurven von verschiedenen Sportlern

Abbildung 28 zeigt Laktatkurven von verschiedenen Sportlern, die alle gut trainiert sind. Jede Person hat ihre eigene Kurve, und die Unterschiede sind oft sehr groß.

Wenn die Sportler der rechten und linken Kurve mit dem Auftrag trainieren, mit einer HF von 150 Schlägen pro Minute zu laufen, dann trainiert der Athlet links äußerst intensiv mit hohen Milchsäurewerten, der Athlet rechts aber strengt sich fast nicht an.

Das Training soll für jeden Sportler individuell angepaßt werden. In einem Gruppentraining ist die Trainingsaufgabe für jeden Sportler von dem seiner Trainingskollegen verschieden.

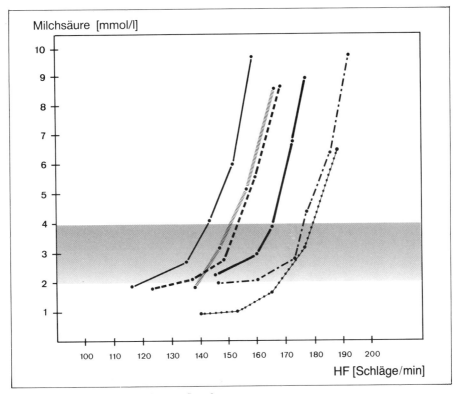

Abb. 28   Laktatkurven verschiedener Sportler.

Nachteilige Folgen von Milchsäure

Hohe Milchsäurewerte, die während intensiver Belastungen entstehen, können nachteilige Folgen haben. Diese hohen Milchsäurewerte sind Ausdruck einer mangelhaften aeroben Energiebereitstellung. Die anaerobe Energiebereitstellung hilft hierbei aus.

Hohe Milchsäurekonzentrationen verursachen eine Übersäuerung in und um die Muskelzellen

Das saure Milieu kann verschiedene Mechanismen in den Muskelzellen ernsthaft in Mitleidenschaft ziehen. Das aerobe Enzymsystem in den Muskelzellen kann als ein Werkstattkomplex betrachtet werden, in dem die aerobe Energiebereitstellung stattfindet. Dieses Enzymsystem wird durch die Übersäuerung beeinträchtigt mit der Folge einer Abnahme des aeroben Ausdauervermö-

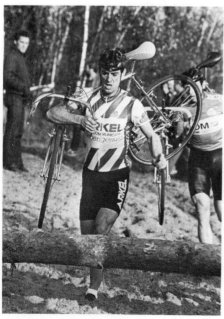
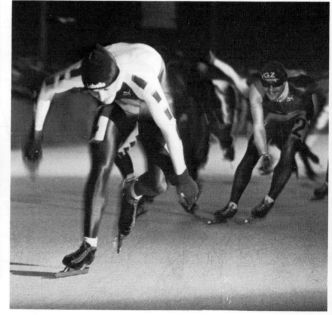

Abb. 29   **Abb. 30**   foto Wout Steensma

gens. Es kann Tage dauern, bis dieses System wieder ausreichend erholt ist und die aerobe Leistungsfähigkeit wieder ihr altes Niveau erreicht hat.

Wenn die Belastung wiederholt zu intensiv ist, also ohne ausreichende Erholungszeit, dann ist ein starker Abfall des aeroben Ausdauervermögens nicht zu vermeiden. Diese zu intensive Belastung führt zu einem Beschwerdekomplex, der als Übertraining bezeichnet wird. Die Übersäuerung verursacht eine Schädigung der Muskelzellwand. Dadurch wird eine Leckbildung zwischen Muskelzelle und Blut verursacht. Einen Tag nach einem schweren Training können im Blut verschiedene Veränderungen festgestellt werden, u. a. eine Erhöhung des Harnstoffs und des KPK-Gehalts. Es kann 24 – 96 Stunden dauern, bis diese Werte wieder normalisiert sind. Die Wiederherstellung der Muskelzellbeschädigung kann also lange dauern. Dies ist bei der Auswahl der Trainingsart zu berücksichtigen. In dieser Situation muß das Training leicht sein: das sogenannte Erholungs- oder Regenerationstraining. Wenn das Training zu intensiv ist, verlängert sich die Erholungszeit.

Hohe Milchsäurewerte verringern das Koordinationsvermögen

Intensives Training kombiniert mit hohen Milchsäurewerten beeinträchtigt das Koordinationsvermögen. Dies ist speziell bei Sportarten mit hohen technischen Fähigkeiten wichtig, wie z. B. Fußball, Tennis, Judo. Techniktraining sollte nicht bei einem Milchsäuregehalt über 6 – 8 mmol durchgeführt werden. Das Koordinationsvermögen wird so stark in Mitleidenschaft gezogen, daß das Techniktraining keinen positiven Erfolg mehr haben kann.

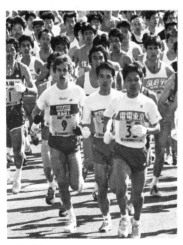

Abb. 31

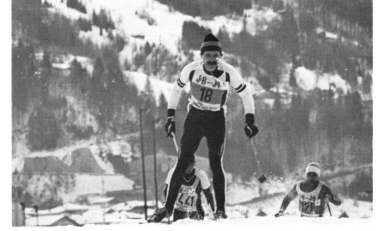

Abb. 32

Hohe Milchsäurewerte vergrößern die Verletzungsgefahr

Durch Muskelübersäuerung entstehen Mikrorisse im Muskelgewebe. Diese kleinen Beschädigungen sind bei unzureichender Erholung die wichtigste Ursache für das Entstehen von größeren Verletzungen.

Das Kreatinphosphatsystem wird durch hohe Milchsäurewerte beeinträchtigt

Die Bildung von Kreatinphosphat wird verlangsamt. Während eines Sprinttrainings sollte man hohe Laktatwerte vermeiden.

Bei hohen Milchsäurewerten stagniert die Fettverbrennung

Wenn die Glykogenreserven verbraucht sind, ist die Energiebereitstellung durch zu hohe Milchsäurewerte gefährdet, weil die Fettverbrennung gebremst wird.

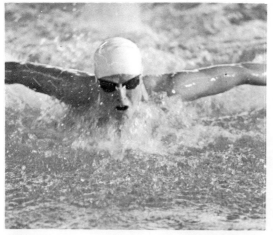
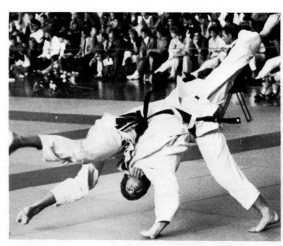

Abb. 33   foto Wout Steensma   **Abb. 34**   fotopersburo Pierre van de Meulenhof

Individuelle Trainingsbegleitung mit Hilfe der Herzfrequenz (HF)

Ausgehend von der Milchsäure/HF-Kurve kann genau angegeben werden, bei welcher HF trainiert werden soll.

Verschiedene Trainingsarten in Relation zur Laktatkonzentration und Herzfrequenz (Abb. 35)

I Erholungstraining oder *Regenerationstraining:*
   Intensität dieses Trainings unter 2 mmol Laktat.
   In unserem Beispiel zwischen HF von 110 und 140.

II *Extensives Ausdauertraining:*
   Intensität des Trainings bei rund 2 mmol Laktat.
   In unserem Beispiel HF zwischen 140 – 160.

III *Intensives Dauertraining:*
   Intensität des Trainings zwischen 3 und 4 mmol Laktat.
   In unserem Beispiel HF 160 – 180.

IV *Extensive Wiederholungen* (Tempoausdauertraining):
   Intensität zwischen 4 und 6 mmol Laktat.
   In unserem Beispiel HF über 180.

V *Intensive Wiederholungen* (intensive Tempowiederholungen):
   Intensität zwischen 6 und 12 mmol Laktat.
   In unserem Beispiel HF über 180.

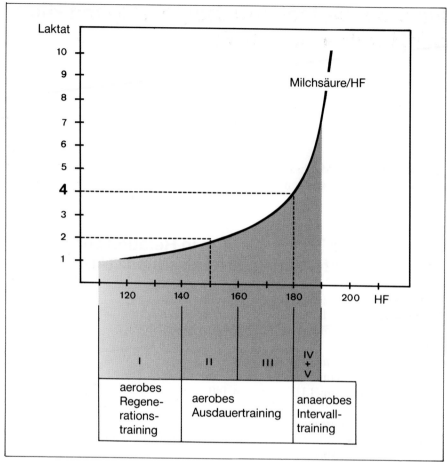

Abb. 35 Milchsäure-Herzfrequenz-Kurve.

Optimales Training des Ausdauerleistungsvermögens

Die Intensität des Ausdauertrainings kann mit Hilfe der HF optimal eingestellt werden. Der Ertrag des Trainings kann dadurch vergrößert werden. Durch ein optimales Ausnutzen der Trainingsmöglichkeiten kann sogar mit weniger Trainingsarbeit das Leistungsniveau deutlich verbessert werden.

Optimales Training des Kreatinphosphatsystems (KP-System)

Intensive Trainingsformen, wie Training des Kreatinphosphatsystems und des Milchsäuresystems, sind ebenfalls recht gut mit Hilfe der HF zu steuern.

Beim Training des KP-Systems sollten folgende Punkte beachtet werden:

Die Dauer der Belastung ist kurz, nämlich 5 – 10 bis maximal 20 Sekunden. Die Intensität, mit der die Belastung durchgeführt wird, ist hoch: Sie liegt bei 80 – 90% des Maximums.
Die Ruhepausen sind lange, bis zu einer Minute und, falls nötig, länger. Während dieses Trainings darf der Milchsäuregehalt nicht über 6 mmol steigen. Die Auswirkung dieses Trainings zielt auf eine Zunahme des KP-Speichers.
Mit Hilfe eines Pulscomputers kann die Trainingskurve bestimmt werden. Die Form dieser Kurve zeigt, ob das Training richtig durchgeführt worden ist. Ob die Intensität ausreichend war, kann man nur durch Bestimmung des Milchsäuregehalts während dieser Trainingsform feststellen.

Training des Milchsäuresystems

Training des Milchsäuresystems nennt man auch Training des Stehvermögens. Verschiedene Formen des Stehvermögentrainings sind möglich.

Intensive Anstrengung von kurzer Zeitdauer

Zeitdauer: 20 – 180 Sekunden. Belastungen wechseln ab mit Erholungspausen von 30 – 60 Sekunden. Die Erholungszeit darf nicht zu lange sein, um den Milchsäuregehalt nicht zu stark abfallen zu lassen.
Der Milchsäuregehalt während dieses Trainings liegt stets über 6 mmol. Durch die starke Übersäuerung, die während dieses Trainings entsteht, kann das aerobe Vermögen oder das Ausdauervermögen in Mitleidenschaft gezogen werden.

Intensives Training von längerer Dauer

Bei diesem Ermüdungswiderstandstraining beträgt die Dauer der Belastung z. B. 20, 30 oder 60 Minuten. Die Intensität der Belastung liegt gerade über dem Umschlagpunkt. Der Milchsäuregehalt steigt bei diesem Training über 6 mmol. Auch bei dieser Trainingsform liegt das gleiche Risiko vor: Beeinträchtigung des Ausdauervermögens. Diese Form des Trainings kann am besten während der Wettkampfperiode durchgeführt werden.

Kontinuierliche Herzfrequenzregistrierung bei verschiedenen Trainingsformen

Trainingsaufzeichnungen

Mit Hilfe der Langzeitregistrierung der HF kann objektiv festgestellt werden, welches Training der Sportler durchgeführt hat.

Erholungstraining

Abbildung 36 zeigt ein Erholungstraining auf.
Daten des getesteten Sportlers:
HF bei Laktat 4 beträgt 175.
HF bei Laktat 2 beträgt 160.
Während des Erholungstrainings dürfen die Milchsäurewerte nicht über 2 mmol steigen. Bei gut trainierten Sportlern werden Erholungstrainingseinheiten oft unter 2 mmol absolviert. Bei diesem Sportler war bekannt, daß er oft zu intensiv trainierte. Er kann sich selbst nicht bremsen. Durch zu intensives Training sind die Ergebnisse in Wettkämpfen oft schlechter. Aufgabenstellung dieses Trainings war, die HF nicht über 150 ansteigen zu lassen. Bei Überschreiten einer HF von 150 ertönt ein Signal. Der Sportler weiß dann, daß er weniger hart trainieren muß. Dadurch, daß das Training im Speicher festgehalten wird, kann später festgestellt werden, ob gut trainiert worden ist.

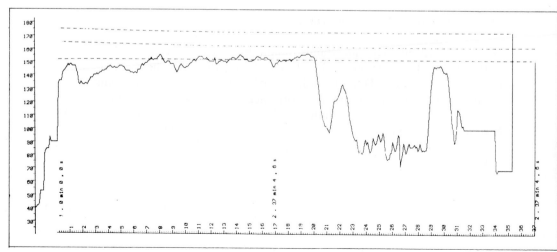

Abb. 36   Herzfrequenzkurve bei Erholungstraining.

Intensives Dauertraining

Abbildung 37 zeigt die Herzfrequenz eines Radrennfahrers beim intensiven Training auf der Straße.
Daten dieses Sportlers:
Beim Fahrradtest im Labor ist ein Umschlagpunkt von L 4 = HF 164 und L 3 = HF 157 errechnet worden.
Ein intensives Dauertraining findet bei einem gut trainierten Radrennfahrer bei einem Milchsäuregehalt zwischen 3 und 4 mmol statt. Während dieses Trainings schwankt die HF um 160. Dieses Training kann also als eine Form des intensiven Ausdauertrainings betrachtet werden. Die Aufgabe war es, während mindestens einer Stunde ein maximal hohes Tempo zu fahren, ohne

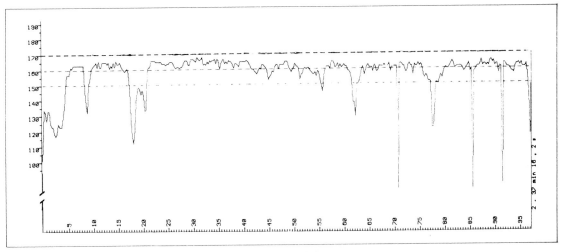

Abb. 37 Herzfrequenzkurve bei intensivem Dauertraining.

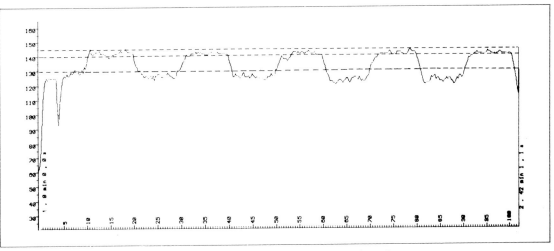

Abb. 38 Herzfrequenzkurve eines Marathonläufers während eines intensiven Ausdauertrainings.

daß es zu einem Tempoabfall kam. Die Zacken nach unten im Kurvenverlauf stellen Situationen im Straßenverkehr dar, durch die das Tempo über kurze Zeit gestört wird.

Abbildung 38 zeigt als Beispiel einen Marathonläufer während eines intensiven Ausdauertrainings.

Auftrag war, in Blöcken von 10 Minuten mit einer HF zwischen 140 und 145 zu laufen. Nach diesem Zeitabschnitt folgte ungefähr die gleiche Zeit Erholung.

Dieser Läufer hat einen Umschlagpunkt L 4 = HF 144 und L 3 = HF 138. Der intensive Teil wurde mit einer HF zwischen 140 – 145 gelaufen.

Der Trainingsauftrag wurde sehr gut durchgeführt.

Intensive Wiederholungen

Abbildung 39 zeigt das Training eines Radrennfahrers auf einem Fahrradergometer: Beispiel eines intensiven Wiederholungstrainings. Der Umschlagpunkt L 4 = HF 165. Auftrag: 20 × 10 Sekunden so intensiv wie möglich, abwechselnd mit 50 Sekunden Erholung:

Laktat nach 10× = 7,4 mmol
Laktat nach 20× = 9,8 mmol.

Für ein Training mit intensiven Wiederholungen war die Intensität gut. Der Laktatgehalt lag zwischen 6 und 12 mmol. Es ist festzuhalten, daß es lange dauerte, bis die maximale HF erreicht wurde.

Während dieses Trainings wurde speziell das Stehvermögen geprüft. Dies wird ersichtlich durch die hohen Milchsäurewerte, die erreicht wurden. Wenn es das Ziel gewesen wäre, das Kreatinphosphatsystem zu trainieren, dann wäre das Training zu intensiv gewesen. Beim Training des KP-Systems dürfen solch hohe Laktatwerte nicht erreicht werden. Diese hohen Laktatwerte hätten durch längere Ruhepausen vermieden werden können. Das KP-System hat

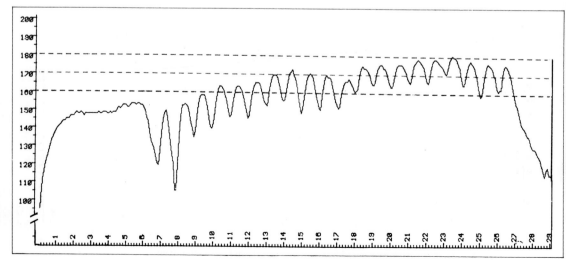

Abb. 39   Herzfrequenzkurve eines Radrennfahrers bei intensivem Wiederholungstraining.

dann mehr Zeit zur Erholung. Die ersten 6 Minuten der Kurve geben das Warmmachen wieder.

Abbildung 40 zeigt noch ein Beispiel von *intensivem Wiederholungstraining* bei einem Radrennfahrer während eines sog. Viadukttrainings. Dabei wechseln sich maximale Belastungen von 15 – 20 Sekunden Dauer mit einer kurzen Erholungsphase ab. Auch jetzt wird die maximale HF nur allmählich erreicht.

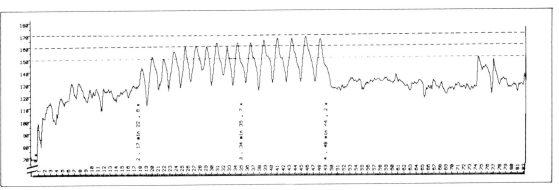

Abb. 40 Herzfrequenzkurve eines Radrennfahrers während eines Viadukttrainings.

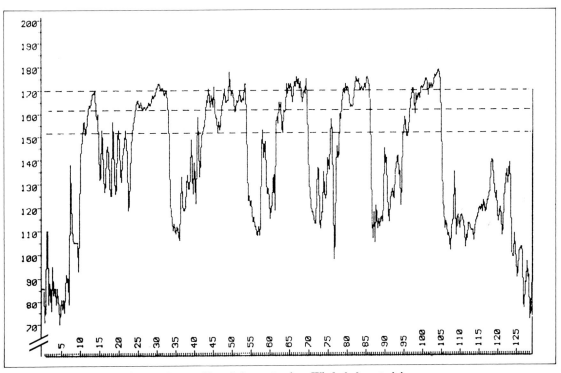

Abb. 41 Herzfrequenzkurve während eines extensiven Wiederholungstrainings.

Extensive Wiederholungen

Abbildung 41 zeigt das Beispiel eines extensiven Wiederholungstrainings während eines Querfeldeintrainings im Wald.
Umschlagpunkt L 4 = HF 165.
Anzahl der Blöcke mit einer Intensität über HF = 165. Lange Erholungsperiode.
Laktat am Ende des Trainings = 10,2.
Für ein extensives Training war die Intensität zu hoch.

Kombination von intensivem Dauertraining und extensivem Wiederholungstraining

Abbildung 42 zeigt das Beispiel eines Marathonläufers. Das Training stellt eine Kombination von *intensivem Ausdauertraining* dar, gefolgt von *extensiven Wiederholungen*.
Umschlagpunkt L 4 = HF 144.
Es werden 3 Blöcke mit einer HF zwischen 140 – 145 (intensives Ausdauertraining) gelaufen, dann folgen 2 Blöcke mit HF ± 150 (extensives Wiederholungstraining). Zwischen den Blöcken lange Erholung.

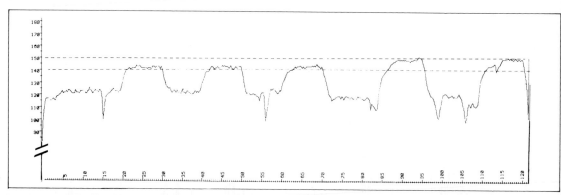

Abb. 42   Herzfrequenzkurve eines Marathonläufers während eines Kombinationstrainings aus intensivem Ausdauertraining und extensiven Wiederholungen.

Test von Conconi

Es folgt eine ziemlich komplette Wiedergabe eines von *Conconi* veröffentlichten Artikels.

Conconi hat eine Methode entwickelt, mit der die anaerobe Schwelle ohne Laktatbestimmung, also ohne Blutentnahme bestimmt wird: die sogenannte unblutige Bestimmung der anaeroben Schwelle nach der Methode *Conconis*. Die anaerobe Schwelle (anaerobic threshold = AT) kann wie folgt beschrieben werden: *Die AT ist die höchste Intensität, z. B. Laufgeschwindigkeit, die langfristig durchgehalten werden kann.* Diese Belastung findet bei einem bestimmten Prozentsatz der VO_2max. statt.
Gut trainierte Sportler sind also länger auf einem höheren Prozentsatz der VO_2max. leistungsfähig. Jenseits dieses Prozentsatzes kommt es zu einem Milchsäureanstieg. Die Belastung kann aufgrund der Übersäuerung nicht länger auf diesem Niveau durchgehalten werden (vgl. Abb. 8).

Conconi hat wie folgt gearbeitet. Während eines Außentests wurde der Zusammenhang zwischen der Laufgeschwindigkeit und der HF bestimmt. Bei seinen Tests benutzte er gut trainierte Athleten. Einem umfassenden Einlaufen von 15 – 30 Minuten folgte ein ununterbrochener Dauerlauf. In Anlehnung an das folgende Schema (vgl. Abb. 45) wurde alle 1000 m, 400 m oder 200 m die Laufgeschwindigkeit geringfügig erhöht, jedoch nicht mehr als ein halber Kilometer pro Stunde. Die Anfangsgeschwindigkeit des Tests liegt bei 12 – 14 km pro Stunde, eine Geschwindigkeit, die für viele nicht ausreichend trainierte Athleten zu hoch ist. Während der letzten 50 m wurde die HF festgelegt. Mit der Festlegung der Laufzeit ist die Laufgeschwindigkeit einfach zu berechnen. Die zum Schluß erreichte Geschwindigkeit lag bei 18 – 25 km pro Stunde, je nach Trainingszustand. Der Zusammenhang zwischen Laufgeschwindigkeit (LG) und Herzfrequenz (HF) verläuft teilweise linear und teilweise nicht linear. Die Geschwindigkeit, wo der lineare Zusammenhang zwischen LS und HF verloren geht, wird Abbiegegeschwindigkeit (V_d) genannt (Abb. 43).
Die Zeit, die die HF benötigt, um sich an die neue Laufgeschwindigkeit anzupassen, beträgt 10 – 20 Sekunden. Die Zunahme der Laufgeschwindigkeit darf dabei nicht mehr als einen halben Kilometer pro Stunde betragen. Der nichtlineare Teil der LG-HF-Kurve kann besser mit dem 200-m-Protokoll festgelegt werden. Dabei wird die Laufgeschwindigkeit alle 200 m erhöht. Bei diesem Protokoll ist die Anzahl der Meßpunkte bei der Ermittlung der Abbiegegeschwindigkeit am größten.

Abbildung 45 vergleicht die drei verschiedenen Protokolle. Die Tests wurden mit dem gleichen Mittelstreckenläufer durchgeführt. Die Laufstrecke bei den verschiedenen Protokollen beträgt 11 km, 6,4 km und 4 km. Zwischen den verschiedenen Tests wurde immer eine Ruheperiode von 3 Tagen eingelegt.

Bestimmung des Milchsäuregehalts im Blut bei verschiedenen Laufgeschwindigkeiten

Zuerst wird die HF-LG-Kurve bestimmt. Ausgehend von dieser Kurve werden verschiedene Geschwindigkeiten gewählt, die während des Tests gelaufen werden sollen. Drei Geschwindigkeiten unter der Abbiegegeschwindigkeit (V_d) und drei Geschwindigkeiten über V_d. Jede Geschwindigkeit soll allmählich erreicht und danach 1200 m lang gehalten werden. Durch den gleichmäßigen Laufbeginn beugt man einer Laktatanhäufung vor, da bei Belastungsbeginn das aerobe System noch nicht voll funktionstüchtig ist. Alle 1200 m wird eine Blutprobe aus der Vene zur Bestimmung des Laktatgehalts entnommen. Jeder Laufstrecke von 1200 m folgte eine Auslaufzeit von 15 Minuten. In Abbildung 47 wurde die erstellte Laktatkurve mit der HF-LG-Kurve verglichen. Die Relation zwischen Abbiegegeschwindigkeit (V_d) und der anaeroben Schwelle (AT) wird deutlich wiedergegeben.

Ergebnisse

Die typische Relation zwischen LG und HF kann man aus der Abbildung 43 erkennen. LG und HF sind in diesem Beispiel linear bis 20,1 km/h. Bei einer höheren Geschwindigkeit (über V_d) erfährt die Kurve eine Abweichung vom linearen Verlauf.

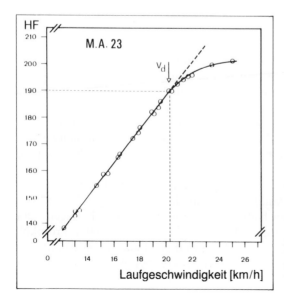

Abb. 43 Zusammenhang zwischen Laufgeschwindigkeit und Herzfrequenz bei einem Langstreckenläufer.
Bestzeit über 10 km: 29:04 min.

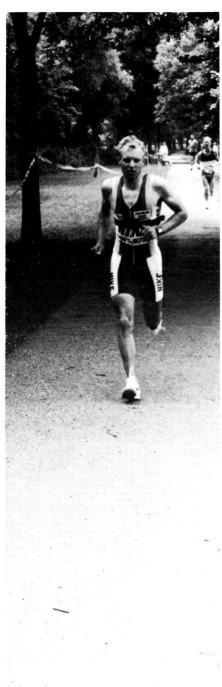

foto Duursport Actueel

Abb. 44

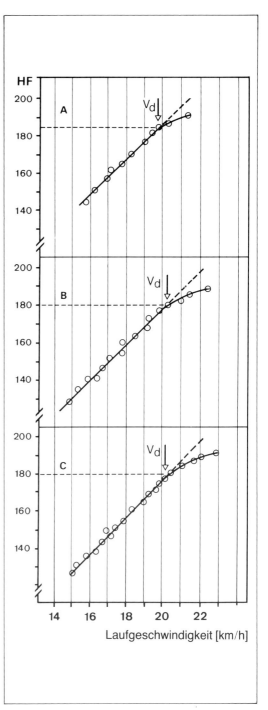

**Abb. 45 Zusammenhang zwischen Laufgeschwindig-
keit und Herzfrequenz bei einem Langstreckenläufer.
Bestzeit über 5 km: 14:12 min. A) 1000-m-Protokoll.
B) 400-m-Protokoll. C) 200-m-Protokoll.**

Die gleiche LG-HF-Kurve wird erreicht, wenn der Athlet verschiedene Protokolle befolgt (vgl. Abb. 45). Die Abbiegegeschwindigkeit, die gefunden wird, ist unabhängig vom gelaufenen Protokoll.

Wie Abbildung 45 zeigt, wurde im Fall A V_d während eines Dauerlaufes von 10 km bestimmt. Alle 1000 m wurde die Geschwindigkeit erhöht. Jeder Kilometer wurde mit konstanter Geschwindigkeit gelaufen.
Fall B: Gleiches Prinzip, aber die Geschwindigkeit wurde alle 400 m erhöht. Auch diese 400 m wurden mit konstanter Geschwindigkeit gelaufen.
Fall C: Gleiches Prinzip, Geschwindigkeitserhöhung alle 200 m. Alle 200-m-Abschnitte wurden mit konstanter Geschwindigkeit gelaufen.
Die V_d des 1000-m-Protokolls ist etwas niedriger, nämlich 0,4 km/h.

Bei gut trainierten Athleten ist die HF bei der Abbiegegeschwindigkeit (V_d) 5 – 20 (Mittelwert 10,6) Schläge pro Minute niedriger als die maximale HF. Bei Untrainierten ist die HF bei dem V_d 20 – 27 Herzschläge pro Minute niedriger als die maximale HF.

Wenn der Test im Feld nach einigen Tagen bei der gleichen Person wiederholt wird und die Rahmenbedingungen des Tests konstant sind, werden die gleichen Ergebnisse gemessen. Die Reproduzierbarkeit des Testes ist also gut. *Conconi* gibt selbst eine Reproduktionsgenauigkeit von 99% an.

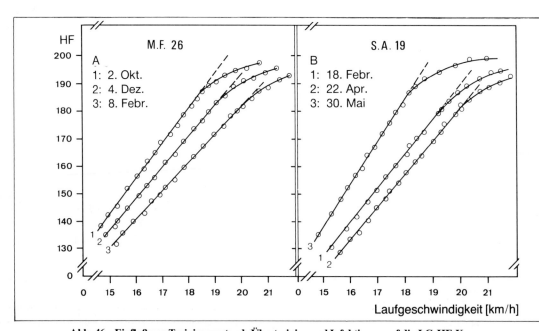

Abb. 46   Einfluß von Trainingszustand, Übertraining und Infektionen auf die LG-HF-Kurve.

Aus Abbildung 46 werden die Änderungen der LG-HF-Kurve nach einer Trainingsperiode bei zwei Läufern (A und B) ersichtlich. Die dritte Untersuchung bei Person S. A. (B) wurde einige Tage vor dem Ausbruch des Pfeifferschen Drüsenfiebers gemacht.

Bei Verbesserung des Trainingszustandes, bei Übertraining und bei Infektionen entsteht eine geänderte LG-HF-Kurve.

Abbiegegeschwindigkeit (V_d) und anaerobe Schwelle (AT)

Abbildung 47 zeigt die Ergebnisse eines Tests bei einem 5000-m-Läufer. V_d und AT stimmen überein. Es besteht also eine enge Beziehung zwischen diesen beiden Größen.

Die V_d und die Geschwindigkeit während verschiedener Wettkämpfe wurden bei einem Marathonläufer, bei 1-Stunden-Läufern und einem 5000-m-Läufer untersucht. Die Feldtests wurden einige Tage vor den Wettkämpfen gemacht. Zwischen V_d und der Laufgeschwindigkeit bei verschiedenen Wettkämpfen gibt es eine konstante Beziehung.

Auch bei anderen Sportarten, wie Kanufahren, Rudern, Radfahren, Rollschuhlaufen und Skilanglauf, gibt es eine deutliche Korrelation zwischen V_d und AT.

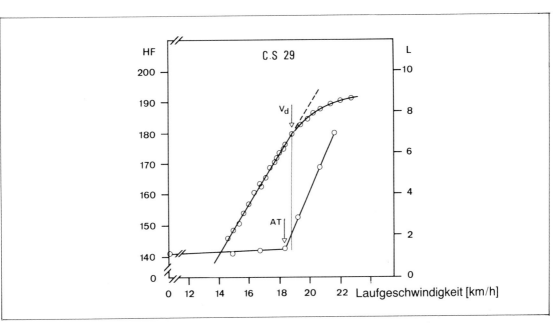

Abb. 47   Zusammenhang zwischen LG-HF-Kurve und Blutlaktatkonzentration bei verschiedenen Geschwindigkeiten.

Diskussion

Der lineare Zusammenhang zwischen LG und HF geht bei hoher Geschwindigkeit verloren. Es gibt einen deutlichen Zusammenhang zwischen V_d und AT. Eine Erhöhung der Geschwindigkeit über V_d und AT geht parallel mit einer schnellen Zunahme der Milchsäurekonzentration. Die Anreicherung der Milchsäure ist ein Hinweis auf Engpässe in der aeroben Energiebereitstellung. Die anaerobe Energiebereitstellung kommt als eine Art Notsystem zu Hilfe. Durch die Methode von *Conconi* kann man auf unblutige Weise beim Läufer die AT feststellen.

Eine maximale Belastung, d. h. die VO_2max., kann nur kurze Zeit aufrechterhalten werden. Dauerleistungen können längere Zeit durchgehalten werden, aber die Langzeitbelastung spielt sich dann bei einem bestimmten Prozentsatz der VO_2max. ab. Jenseits dieses Prozentsatzes findet eine Zunahme des Milchsäuregehalts statt, wodurch die Belastung nicht auf dem gleichen Niveau gehalten werden kann.
Mäßig trainierte Sportler realisieren Dauerleistungen bei 50% ihrer VO_2max. Gut trainierte Sportler schaffen 80% ihrer VO_2max.
Die anaerobe Schwelle (AT) kann zur Bestimmung der optimalen Trainingsintensität und zur Verbesserung des Ausdauerleistungsvermögens benutzt werden. Es liegt eine enge Beziehung zwischen V_d und der Laufgeschwindigkeit während eines 5000-m-Laufs (R = 0,93), eines Marathonlaufes (R = 0,93) und eines einstündigen Laufes (R = 0,99) vor. Die auffallende Korrelation zwischen V_d und Laufgeschwindigkeit beim Wettkampf gibt an, daß V_d und AT die Laufgeschwindigkeit bestimmen. Beim einstündigen Dauerlauf sind die V_d und die Laufgeschwindigkeit während eines Wettkampfes fast gleich. Bei den beiden anderen Sportarten, dem 5000-m- und dem Marathonlauf, sind die gemessenen Werte (der LG beim Wettkampf) unterschiedlich gegenüber der V_d. Die Laufgeschwindigkeit beim 5000-m-Läufer liegt über der V_d. Beim Marathonläufer ist es umgekehrt. Hier liegt die Laufgeschwindigkeit unter der V_d.
Diese Daten sind nicht überraschend. Während des 5000-m-Laufes wurde das anaerobe System zu Hilfe genommen, wodurch die Laufgeschwindigkeit über die V_d ansteigt.
Während eines 5000-m-Wettkampfes liegt der Anteil des anaeroben Systems bei ungefähr 10% der Energielieferung. Untersuchungen von *Conconi* zeigen, daß die Laufgeschwindigkeit beim 5000-m-Lauf 3 – 9% über der V_d liegt (Mittelwert 5,8%). Während des Marathonlaufes liegt die Laufgeschwindigkeit unter der anaeroben Schwelle (AT), deshalb auch unter der V_d.

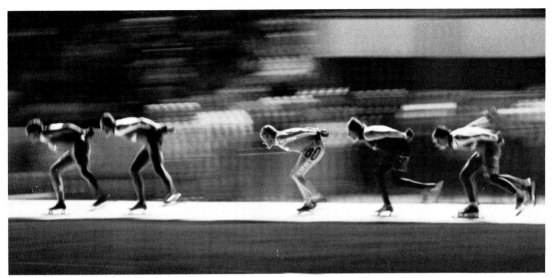

Abb. 48   foto Wout Steensma

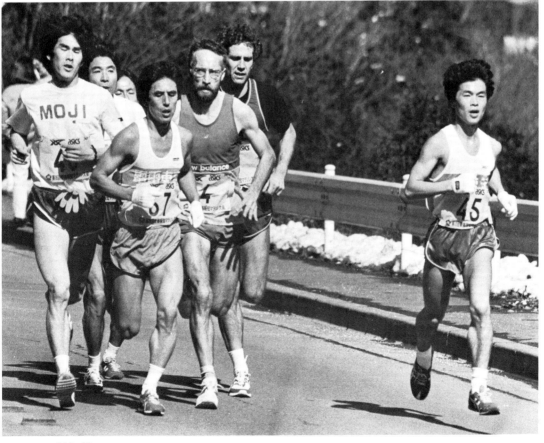

Abb. 49

Praktische Durchführung des Tests von Conconi

Es wird mit einem Aufwärmen von 15 – 20 Minuten gestartet, danach beginnt der Test. Gelaufen wird auf einer 400-m-Bahn. Die Anfangsgeschwindigkeit ist niedrig. Alle 200 m wird die Laufgeschwindigkeit erhöht, alle folgenden 200 m wird ungefähr 2 Sekunden schneller gelaufen. Am Ende jeder 200-m-Strecke werden die HF und die Laufgeschwindigkeit gemessen. Die neue Geschwindigkeit wird dann 200 m konstant gehalten. Der Test wird solange durchgeführt, bis der Athlet nicht mehr beschleunigen kann (Abb. 50).

Bei Punkt 1 wird der Test gestartet, bei Punkt 2 bestimmt der Athlet die HF, und der Helfer von Punkt 1 registriert die Zeit für den 200-m-Lauf.

Bei der Rückkehr zu Punkt 1 gibt der Athlet die HF der ersten 200 m und auch die der zweiten 200 m an. Also werden bei Punkt 1 und 2 immer die HF und die Laufgeschwindigkeit registriert.

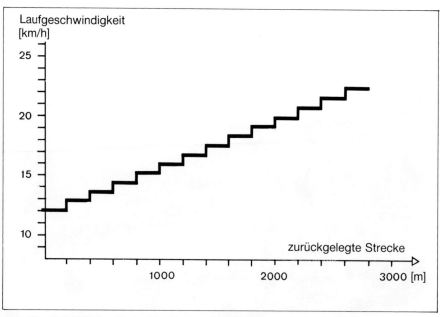

Abb. 50 Stufenförmiger Verlauf der Laufgeschwindigkeit in Relation zur Laufdistanz. Direkt nach jeder 200-m-Strecke wird die Geschwindigkeit erhöht und dann 200 m lang konstant gehalten.

Anfangsgeschwindigkeit

Die gewählte Anfangsgeschwindigkeit ist abhängig vom Trainingszustand des Athleten. Schlecht trainierte Sportler laufen die ersten 200 m in 70 Sekunden, gut trainierte in 60 Sekunden. Als Faustregel gilt, daß die Laufzeit für alle folgenden 200 m 2 – 3 Sekunden schneller gewählt wird. Bei Testbeginn wird alle 200 m 2 – 3 Sekunden schneller gelaufen, am Ende alle 200 m 1 – 2 Sekunden.

Geräte

Für die Durchführung des Tests benötigt man: HF-MESSGERÄT, STOPPUHR, Protokollbogen, Schreibzeug und eine 400-m-Bahn. **Achtung:** Ein Helfer wird nicht gebraucht, wenn der POLAR PROFI oder ACCUREX II (Abb. 51) zur Verfügung steht. Durch Knopfdruck wird für jede 200-m-Strecke sowohl die HF als auch die Laufgeschwindigkeit aufgezeichnet.

Praktische Ausführung

Der Athlet startet von Punkt 1, wo auch sein Helfer steht. Bei Punkt 2 liest der Athlet seine HF ab (Abb. 52). Er beschleunigt gleich die nächsten 200 m.

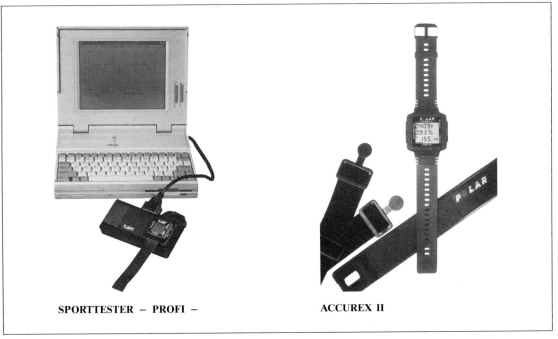

SPORTTESTER – PROFI –   ACCUREX II

Abb. 51 POLAR SPORTTESTER – PROFI – mit POLAR Interface und Software zum Aufbereiten und Auswerten der Herzfrequenz-Daten. Der ACCUREX II von POLAR speichert 44 Zwischenzeiten und die dazugehörige Herzfrequenz.

Der Helfer mißt die Zeit für die 200 m. Bei Wiederankunft am Punkt 1 ruft der Athlet seine HF für die ersten und zweiten 200 m. Diese HF-Werte werden vom Helfer notiert (Abb. 53). Wenn das Protokoll auf diese Weise angefertigt wird, beträgt die Zahl der registrierten Werte 12 – 16. Die gesamte Laufzeit beträgt 10 – 12 Minuten bei einer Laufstrecke zwischen 2400 und 3200 m.

Auswertung der Testresultate

Die Zeit der 200 m wird umgerechnet auf die Laufgeschwindigkeit in Kilometer pro Stunde (km/h).
Die Umrechnungsformel hierfür lautet: Geschwindigkeit = 720/t.
t = Laufzeit pro 200 m in Sekunden. Mit Hilfe der Umrechnungstabelle kann die Geschwindigkeit abgelesen werden.
Beispiel: Die 200-m-Zeit beträgt 50 Sekunden. Gelaufen wird mit einer Geschwindigkeit von 14,4 km/h. Die min/km-Tabelle gibt die Zeit pro km, die mit der gelaufenen Geschwindigkeit übereinstimmt.
Auf Millimeterpapier wird die Grafik aufgezeichnet. Auf der vertikalen oder y-Achse wird die HF aufgetragen. Auf der horizontalen oder x-Achse wird die Geschwindigkeit in km/h notiert. Die HF und die Laufgeschwindigkeit werden eingetragen. HF-Werte unter 120 werden nicht berücksichtigt.
Wenn alle Punkte eingezeichnet sind, wird die Kurve gezogen. Das Erkennen des Knicks erfordert etwas Erfahrung. Ein Hilfshinweis dabei: Der Knick befindet sich normalerweise bei HF von 210 minus Alter. Der Knick stimmt

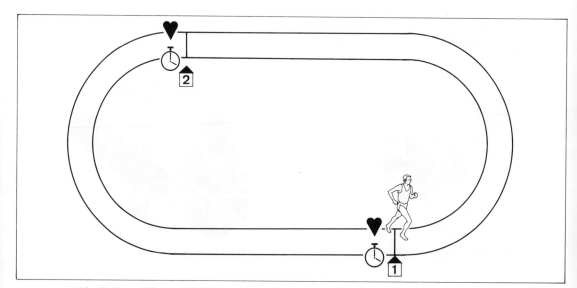

Abb. 52 Durchführung des Tests von _Conconi_.

Platz: _____ Datum: _____

Name: _____ Alter: _____

Sportart: _____

Zahl	Weg	♥	⏱Zeit	km/h
1	200			
2	400			
3	600			
4	800			
5	1000			
6	1200			
7	1400			
8	1600			
9	1800			
10	2000			
11	2200			
12	2400			
13	2600			
14	2800			
15	3000			
16	3200			
17	3400			
18	3600			

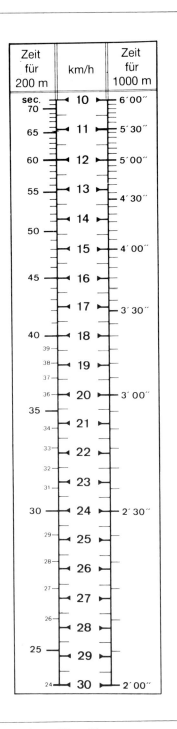

Abb. 53   Musterprotokoll für den Conconi-Test. Zahl: Anzahl der gelaufenen 200 m. Weg: Zurückgelegte Strecke. Zeitnahme: 200-m-Zeit. Mit Hilfe der Umrechnungstabelle (rechts) kann aus der 200-m-Zeit die Geschwindigkeit pro Stunde abgelesen werden.

mit der anaeroben Schwelle überein (Abb. 54). Der Test sagt aus, welche HF oder Laufgeschwindigkeit mit der anaeroben Schwelle korrespondiert. Der Conconi-Test gibt Auskunft über den Trainingszustand. Im Anschluß an den Text können Trainingshinweise gegeben werden. Die Wirksamkeit einer Trainingsperiode kann festgestellt werden.

Allgemeine Auskunft über den Trainingszustand

Trainingszustand	V_d	km/h
Sehr schlecht	9,0	
Schlecht	10,0	
Ausreichend	12,0	
Ausgezeichnet	14,0	
Marathonmeister der Schweiz	19,0	
Marathon-Weltrekordhalter	23,6	

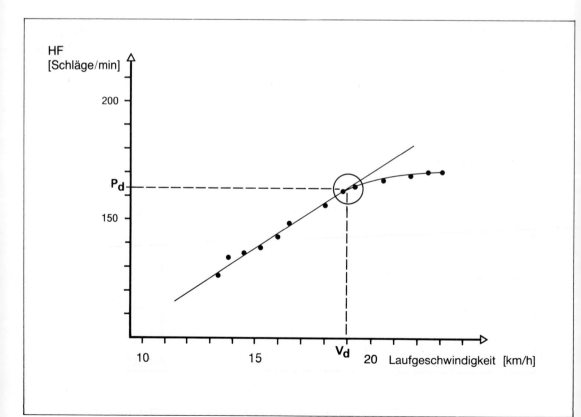

Abb. 54   Die Herzfrequenz in Beziehung zur Laufgeschwindigkeit in km/h. Die Punkte V_d und P_d stimmen mit der anaeroben Schwelle überein.

Trainingsratschläge

Hierbei machen wir Unterschiede zwischen Ausdauerläufern im aeroben Bereich und Wiederholungsläufern im anaeroben Bereich. Die Geschwindigkeit bei $V_d = 100\%$ der Belastungsintensität.

Geschwindigkeit	Intensität [%]	Dauer [min]
Dauerlauf		
Langsam	75	90 – 120
Mäßig	80	50 – 90
Mittel	90	30 – 50
Schnell	97	20 – 30
Wiederholungslauf		
Lang	100	6 – 12
Kurz	103	3 – 6

Die Trainingsintensität kann als Prozentsatz der V_d ausgedrückt werden. Aus Abbildung 55 kann für jede Trainingsintensität die zugehörige Geschwindigkeit und HF berechnet werden.

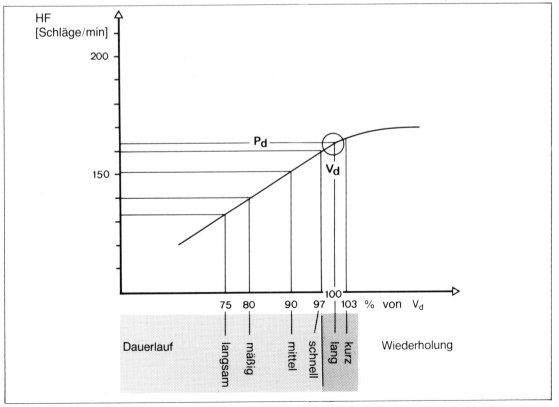

Abb. 55 Bestimmung der zugehörigen Geschwindigkeit und Herzfrequenz aus der Trainingsintensität.

Trainingswirksamkeit

Nach einen Monat Training kann der Test unter gleichen Umständen wiederholt werden. Bei Verbesserung der Ausdauerleistungsfähigkeit zeigt die Kurve
eine Rechtsverschiebung. Die V_d ist also größer geworden. Hat sich das
Ausdauervermögen verschlechtert, und ist die V_d kleiner geworden, dann
verschiebt sich die Kurve nach links (Abb. 56).
Der Test von *Conconi* ist nur sinnvoll, wenn sich der Athlet maximal belasten
kann. Die Kondition muß wirklich gut sein und ein Dauerlauf von 45 Minuten
sollte durchgehalten werden können.

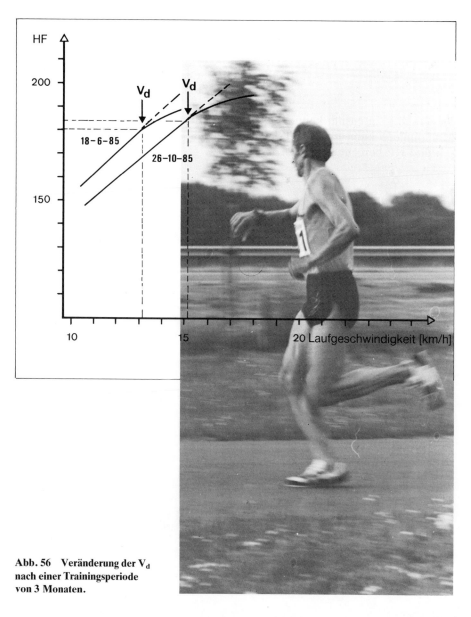

**Abb. 56   Veränderung der V_d
nach einer Trainingsperiode
von 3 Monaten.**

Bestimmung des Umschlagpunktes

Testmethode

Auf dem Fahrradergometer

Beginn mit einem zehnminütigen Aufwärmen. Danach wird alle 5 Minuten die Fahrradbelastung erhöht. Am Ende jedes 5-Minuten-Abschnittes werden 2 ml Blut entnommen, gleichzeitig wird die HF notiert. Die Belastung, mit der gefahren wurde, ist bekannt.

Gefahren wird ohne Unterbrechung, d. h. auch keine Unterbrechungen zur Blutentnahme. Der Test ist ein Maximaltest. Vom Sportler wird gefordert, bis an die Leistungsgrenze zu gehen.

Aufwärmen	HF	Watt	Laktat
10 min	. . . . .	. . . . .	. . . . .
15 min	. . . . .	. . . . .	. . . . .
20 min	. . . . .	. . . . .	. . . . .
25 min	. . . . .	. . . . .	. . . . .
etc.			

Blutentnahme

Vor dem Test wird in die Armvene eine Dauerkanüle gelegt (Abb. 57). Eine derartige Kanüle hat einige Vorteile. Die Testperson muß nur einmal gestochen werden, und der Test kann ununterbrochen laufen. Während der Belastung kann zu jedem gewünschten Zeitpunkt ohne weitere Zusatzbelastung Blut entnommen werden.

Dieses Blut wird im Röhrchen mit einer Testflüssigkeit gemischt. Innerhalb von 4 Stunden wird das Blut zentrifugiert. Blutzellen und Plasma werden getrennt. Das Plasma wird gesondert im Röhrchen gelagert und kann ungefähr eine Woche im Kühlschrank aufbewahrt werden. Aus dieser Plasmaprobe wird nach der Methode „Boehringer" der Laktatgehalt bestimmt.

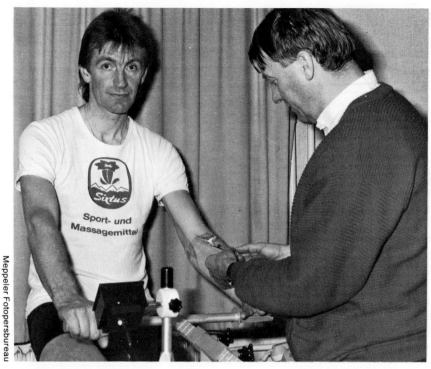

Meppeler Fotopersbureau

Abb. 57   Blutentnahme für den Laktattest.

Feldtest

Zehnminütiges Warmmachen. Danach werden Strecken mit einer Zeitdauer von 5 Minuten zurückgelegt, z. B. laufend, radfahrend, skilanglaufend oder schwimmend.

Begonnen wird mit einer niedrigen Intensität. Jeder Folgezeitabschnitt wird mit erhöhter Geschwindigkeit absolviert. Die Geschwindigkeit wird während 5 Minuten konstant gehalten ohne Endspurt. Nach jedem 5-Minuten-Abschnitt folgt eine zehnminütige Erholung.

Festgehalten wird z. B. die Zeit der letzten 1000 m. Ist diese bekannt, dann ist die Geschwindigkeit pro Minute einfach auszurechnen; die HF am Ende jedes Zeitabschnittes. Zusätzlich werden 2 ml Blut entnommen.

Aufwärmen	Zeit über 1000 m	m/s	HF	Laktat
Erste 5 min	. . . . .	. . . . .	. . . . .	. . . . .
10 min Erholung				
Zweite 5 min	. . . . .	. . . . .	. . . . .	. . . . .
10 min Erholung				
Dritte 5 min	. . . . .	. . . . .	. . . . .	. . . . .
10 min Erholung				
Vierte 5 min	. . . . .	. . . . .	. . . . .	. . . . .

Benötigte Geräte für den Ergometertest und den Feldtest

- Fahrradergometer
- Sporttester
- Material zur Blutentnahme
- Zentrifuge
- Kühlbox zur Aufbewahrung und zum Transport der Blutprobe
- Testprotokoll
- Laborgeräte zur Laktatbestimmung
- Für den Feldtest: festgelegter Streckenverlauf.

Voraussetzungen für einen zuverlässigen Test

1. Der Test muß jeweils unter gleichen Umständen und zum gleichen Zeitpunkt im Tagesverlauf durchgeführt werden.
2. 5 Stunden vor dem Test sollten keine schweren Mahlzeiten mehr aufgenommen werden.
3. 24 Stunden vor dem Test sollte kein Alkohol mehr getrunken werden.
4. Ausreichend Nachtruhe sollte gewährleistet sein.
5. Die letzten Stunden vor dem Test sollte weder Kaffee, Tee noch Cola getrunken werden.
6. Am Tage des Tests sollte nicht trainiert oder schwere Arbeit geleistet werden.
7. Es sollte dafür gesorgt werden, daß am Tag vor dem Test nicht zu intensiv trainiert wird.
8. Der Test sollte bei gleichbleibender Temperatur und Luftfeuchtigkeit durchgeführt werden.
9. Bei Krankheit oder Fieber sollte kein Test erfolgen.
10. Vor jedem Test sollte ein ausreichendes Warmmachen durchgeführt werden.

Im Labor

Die Bestimmung des Umschlagpunktes kann auf verschiedene Weise erfolgen. Meist findet sie im Labor statt.
Bei einem Belastungstest wird der Sportler immer intensiver belastet. Unmittelbar vor Belastungserhöhung wird Blut zur Laktatbestimmung entnommen. Auch die HF wird während des ganzen Tests aufgezeichnet. Aus den gewonnenen Daten wird die Kurve ermittelt, die den Zusammenhang zwischen HF und Laktatkonzentration angibt.

Labortest

Registrierung eines Belastungstests mit ansteigender Belastung. Unmittelbar vor der Belastungssteigerung wird Blut zur Laktatbestimmung abgenommen.

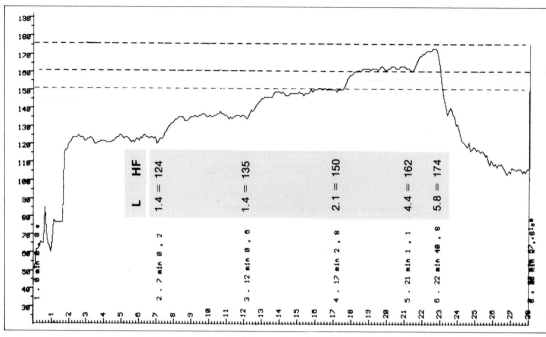

Abb. 58 Aufzeichnung eines Labortests auf dem Fahrradergometer. Aus der Kurve folgt:
L 2 = 147, L 3 = 155, L 4 = 160, L 6 = 175.

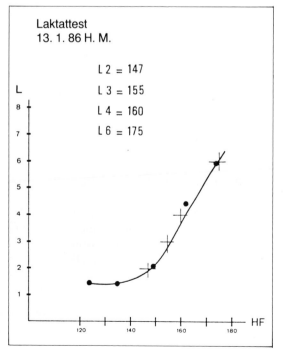

Abb. 59 Herzfrequenz-Laktat-Kurve.

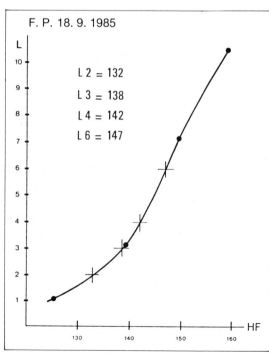

Abb. 60 Herzfrequenz-Laktat-Kurve unter
sportspezifischen Bedingungen.

Die HF wird laufend aufgezeichnet (Abb. 58). Darunter stehen die korrespondierenden HF- und Laktatkonzentrationen.

Die Daten aus Abbildung 58 werden in der Herzfrequenz-Laktat-Kurve vermerkt (Abb. 59, 60). Aus dieser Kurve kann einfach abgelesen werden, welche HF-Werte mit welchen Laktatkonzentrationen übereinstimmen.

Aus der Kurve ergeben sich folgende Werte:

L 2 = HF 147

L 3 = HF 155

L 4 = HF 160

L 6 = HF 175.

Während der Sportausübung

Die Bestimmung des Umschlagpunktes kann auch während der Sportausübung stattfinden. Das kann von großem Vorteil sein. Der Sportler wird dadurch sportspezifisch getestet. Zum Beispiel: Der Test eines Marathonläufers auf einem Fahrradergometer liefert Meßergebnisse, die nicht für Hinweise zum Lauftraining genutzt werden können. Ein Marathonläufer sollte sportspezifisch, also laufend, getestet werden.

Abbildung 61 zeigt die Laktatbestimmung bei einem Marathonläufer unter sportspezifischen Bedingungen, d. h. laufend auf der Straße, 4 × 1 km mit Erholung. Jeder Folge-Kilometer wird schneller gelaufen. Nach jedem Kilo-

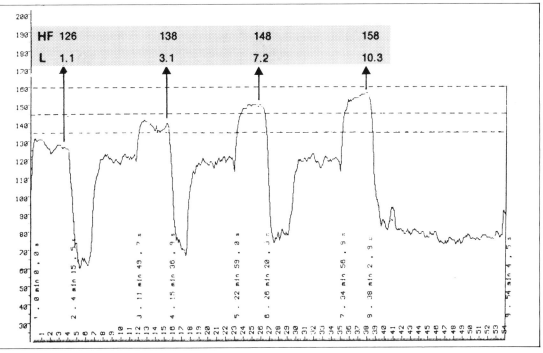

Abb. 61   Laktatbestimmung bei einem Marathonläufer unter sportspezifischen Bedingungen.
Aus der Kurve folgt: L 2 = 132, L 2,5 = 135, L 3 = 138, L 4 = 142, L 6 = 147.

meter wird eine Blutprobe entnommen. Oben in der Kurve stehen HF und korrespondierende Laktatkonzentration.

Die Daten aus Abbildung 61 werden verarbeitet in die HF-Laktat-Kurve übertragen (vgl. Abb. 60). Es ist nun einfach abzulesen, welche HF mit welcher Laktatkonzentration übereinstimmt.

Noch ein Beispiel zur Bestimmung des Umschlagpunktes während einer Sportausübung (Abb. 62).

Der Sportler läuft nach einem ausführlichen Aufwärmen 3 Abschnitte von je 10 Minuten. Jeder Abschnitt wird schneller, aber mit konstanter Geschwindigkeit gelaufen. Nach jedem Belastungsabschnitt wird sofort Blut entnommen, um den Laktatgehalt zu bestimmen. Zwischen den schnellen Abschnitten liegt immer eine Erholungsperiode, die groß genug ist, um die gebildete Milchsäure abzubauen.

Es ergeben sich folgende Testresultate:

HF 134 = L 1,9
HF 145 = L 4,7
HF 155 = L 11,2

Diese Daten reichen aus, um die richtige Herzfrequenz-Laktat-Kurve zu erstellen. Der Vorteil einer solchen Messung ist, daß der Athlet während eines normalen Trainings getestet werden kann. Er verliert keine Trainingsstunden, weil der Test selbst als ein gutes Training angesehen werden kann.

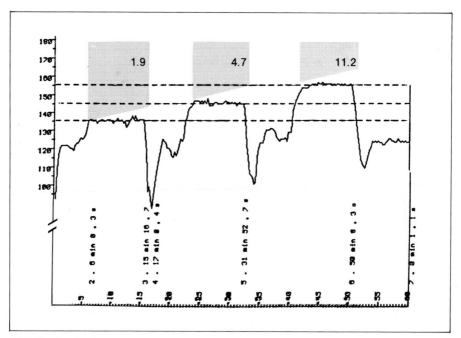

Abb. 62   **Bestimmung des Umschlagpunktes während einer Sportausübung.**

Ermittlung des Umschlagpunktes ohne Milchsäurebestimmung

Der Sportler realisiert mindestens 30 Minuten lang eine größtmögliche Leistung. Die Belastungsintensität sollte auf einem gleichbleibenden Niveau gehalten werden. Es darf also nicht zu einer Tempoabnahme kommen. Die HF, die bei dieser Belastung aufgezeichnet wird, stimmt meist gut mit dem Umschlagpunkt überein.

Abbildung 63 zeigt ein 60minütiges Radtraining auf der Straße mit konstant hohem Tempo. Die mittlere HF beträgt 160.
Der errechnete Umschlagpunkt für diesen Sportler liegt bei einer HF von 160.
Diese Kurve ist dem gleichen Sportler zugehörig wie Abbildung 58. Der Labortest ergab ebenfalls einen Umschlagpunkt bei 160.
Dieser Test auf der Straße ergibt den gleichen Umschlagpunkt wie der Fahrradergometertest.

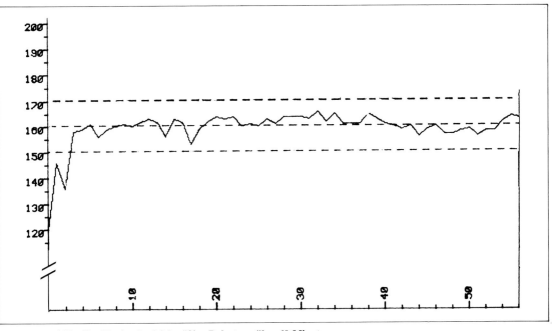

Abb. 63   Maximale gleichmäßige Belastung über 60 Minuten.

Trainingsbegleitung eines Marathonläufers mit Hilfe von Herzfrequenzregistrierung und Laktatbestimmung

Marathon von Helmond (1985)

Name: F. P.
Alter: 42 Jahre
Gewicht: 61,2 kg
Größe: 171,2 cm

Laufgeschichte: Seit Jahren etwa 3 Marathonläufe pro Jahr.
Bestzeit: 2:40,09 (1979); 2:43; 2:45; 2:50; 2:58; 3:01.
Maximale Anzahl der Trainingskilometer pro Woche: ungefähr 120.

Frage: Der Sportler meldet sich am 21. 8. 1985 mit der Bitte um Begleitung bei der Vorbereitung auf den Marathon in Helmond am 21. 10. 1985. Der Sportler ist gerade wieder von einer Achillessehnenverletzung genesen. Er hatte im Jahre 1979 seine persönliche Bestzeit gelaufen. Seitdem ging es während des Marathonlaufes immer schlechter. Nach 30 – 35 km ist er völlig ausgepumpt, die Muskeln wollen nicht mehr.

Herzfrequenzaufzeichnung und Laktatbestimmung

Schritt 1: Abbildung 64
35 km Training im Wettkampftempo.
Die HF liegt während dieses Trainings zwischen 135 – 140.

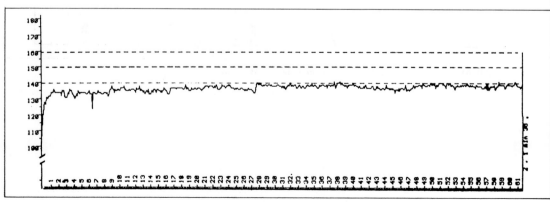

Abb. 64

Schritt 2: Abbildung 60 und 62
Laktatmessung unter sportspezifischen Begleitumständen, d. h. laufend auf der Straße, 4 × 1 km mit Erholung. Die einzelnen Kilometer werden immer schneller zurückgelegt. Die Laktatwerte mit den dazugehörigen HF sind:
Laktat 2 bei HF 132   Laktat 4 bei HF 142
Laktat 3 bei HF 138   Laktat 6 bei HF 147

Schritt 3: Abbildung 65
Training mit besonderer Aufgabenstellung: Training verteilt in 10-Minuten-Abschnitten. Diese Abschnitte werden mit einer Intensität zwischen HF 140 – 145 gelaufen.
Dieses Training ist nicht gut gelungen. Es war wenig effektiv. Der Athlet war nicht gut erholt von seinem schweren Training vom Vortag.

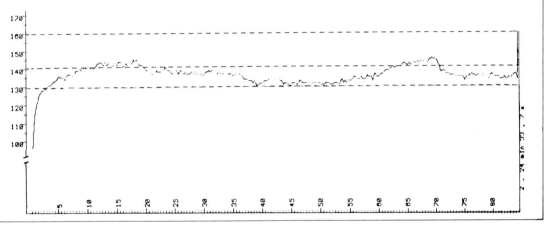

Abb. 65

Schritt 4: Abbildung 66 (vergleiche Abb. 65)
Gleiche Aufgabenstellung wie bei Schritt 3, aber nun nach einem Ruhetag. Das Training ist gut gelungen. 41% des Trainings im guten HF-Bereich.
Training von Schritt 3 nur 20% im guten HF-Bereich.

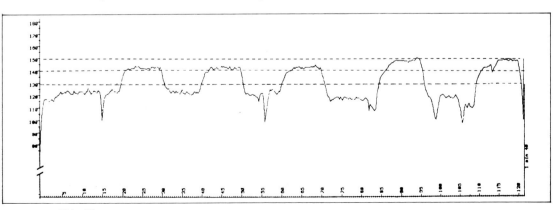

Abb. 66

Schritt 5: Abbildung 67 und 68
Training nach dem Prinzip von Schritt 3 und 4.

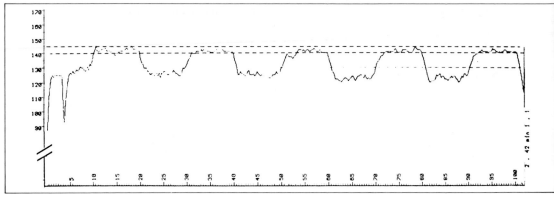

Abb. 67

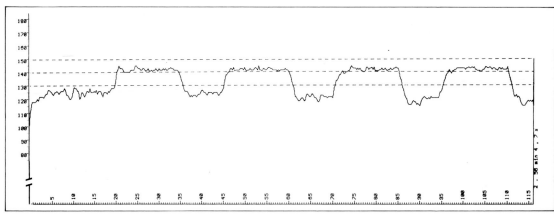

Abb. 68

Schritt 6: Abbildung 69
15-km-Wettkampf: Zeit 52:31 min. HF zwischen 150 – 155.

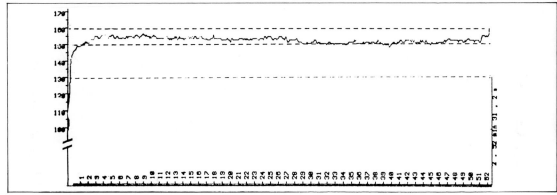

Abb. 69

Schritt 7: Abbildung 70

15-km-Wettkampf; Zeit 50:59 min (Bestzeit auf dieser Strecke gelaufen). HF zwischen 150 – 155, Laktatwert nach dem Wettkampf 9,5.

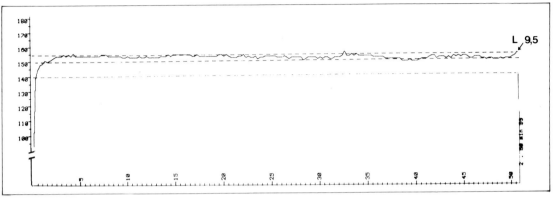

Abb. 70

Schritt 8: Abbildung 71

Halber Marathon von Venray: Aufgabenstellung: Laufen mit HF um 140. Zeit 1:21,39 h.

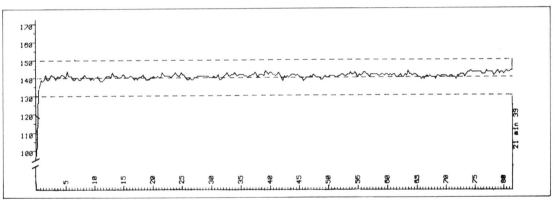

Abb. 71

Schritt 9: Abbildung 72
Marathon in Helmond mit der Aufgabenstellung: Laufen mit einer HF von 140.
Vorhergesagte Zeit: 2:40 h – 2:42 h.
Resultat: 2:40,22 h.
Beste Zeit seit 6 Jahren. Mittlere HF 141 – 142.

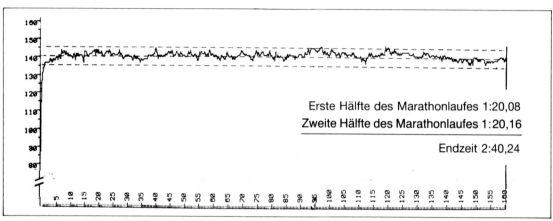

Erste Hälfte des Marathonlaufes 1:20,08
Zweite Hälfte des Marathonlaufes 1:20,16

Endzeit 2:40,24

Abb. 72

Zusammenfassung

Für das Training wurde die Durchführung eines blockweisen, intensiven Ausdauertrainings vorgeschlagen. Die HF lag im Verlauf dieses Trainings zwischen 140 – 145. Beim Milchsäuretest auf der Straße stimmten L 3 und L 4 mit einer HF von 138 und 142 überein. Bewußt wurde das Ausdauertraining nach der Dauermethode im Zusammenhang mit der kurz zurückliegenden Achillessehnenverletzung vermehrt eingesetzt. Einmal pro Woche wurde ein 15-km-Wettkampf gelaufen mit einer HF über dem Umschlagpunkt (HF 150 – 155). Das ist auch an der Laktatbestimmung von 9,5 ersichtlich (vgl. Abb. 70).
Diese Art von Wettkämpfen ist ein gutes Training für das anaerobe Leistungsvermögen (Ermüdungswiderstandstraining). Der Marathonlauf kann mit dieser Intensität nicht gelaufen werden. Aus der Aufzeichnung geht hervor, wie gering der Geschwindigkeitsabfall ist.
Die Kombination von 3mal wöchentlichem intensivem Ausdauertraining mit 2mal wöchentlichem Erholungstraining und 1mal wöchentlichem Widerstandstraining ist für den Athleten die ideale Vorbereitung gewesen!

Marathon von Westland (1986)

Die Trainingsbegleitung der gleichen Marathonläufer wurde wieder während der Vorbereitung auf den Westland-Marathon am 12. 4. 1986 übernommen. Das spezielle Training wurde im Januar 1986 begonnen. Die Vorbereitungszeit war danach viel länger als für den Marathon von Helmond, der im Oktober 1985 stattgefunden hatte. Aufgrund des Erfolges bei der vorhergehenden Trainingsbegleitung wurde das gleiche Prinzip gewählt. 3mal pro Woche Dauertraining, meist in Blöcken mit einer HF beim Umschlagpunkt. 1mal pro Woche wurde mit einer Intensität weit über dem Umschlagpunkt trainiert oder ein Wettkampf gelaufen. Am Tag nach einem schweren Training oder Wettkampf wurde mit niedriger Intensität trainiert, d. h. ein sogenanntes Erholungstraining durchgeführt.

Für diesen Athleten stellt ein 3maliges wöchentliches Dauertraining und 1maliges wöchentliches Widerstandstraining das ideale Verhältnis für eine optimale Vorbereitung dar. Im Zeitraum von Oktober bis Januar wurde locker und entspannt trainiert und ab und zu ein Geländewettkampf absolviert.

Abbildung 73: Dauerlauftraining von 2 Stunden im Wettkampftempo. Mittlere HF zwischen 135 – 140.
Im Anschluß an diese Aufzeichnung wurde die HF für ein optimales Dauertraining zwischen 140 – 145 vorgeschrieben.

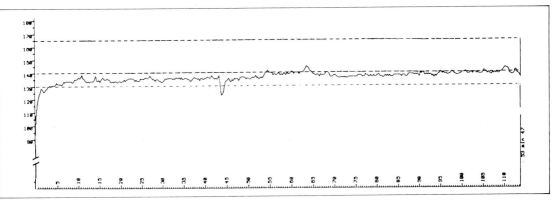

Abb. 73

Abbildung 74: Optimales Dauerlauftraining während 3mal 20 Minuten, die HF immer um 145. Zwischen den Blöcken lange Erholung.

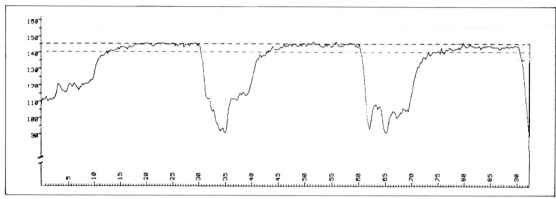

Abb. 74

Abbildung 75: Gleiches Training wie bei Abbildung 74. Blöcke etwas kürzer, ungefähr 10 Minuten.

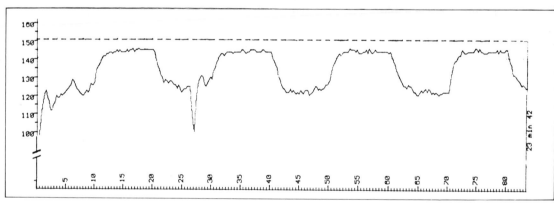

Abb. 75

Abbildung 76: Tempodauerlauf von 60 Minuten, HF immer um 150, also über dem Umschlagpunkt. Diese Trainingsart immer 1mal pro Woche.

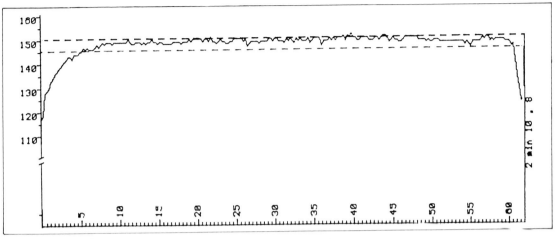

Abb. 76

Abbildung 77: Drei verschiedene Blöcke.
Block I   HF ungefähr 140 = extensiver Dauerlauf
Block II   HF ungefähr 145 = intensiver Dauerlauf
Block III HF ungefähr 150 = Tempo-Dauerlauf

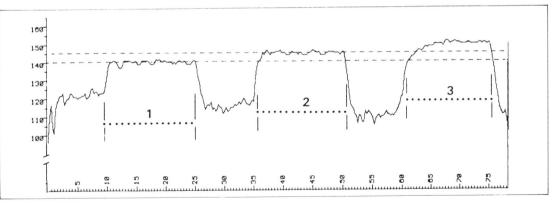

Abb. 77

Abbildung 78: Dauerlauf von 60 min; Auftrag: HF um 145.
Auftrag ohne Probleme durchgehalten. Bei der 40. Minute wurde die Kilometerzeit festgehalten.
1000-m-Zeit bei HF 145 = 3,45 min.
Berechnete Marathonzeit 2:37 h.

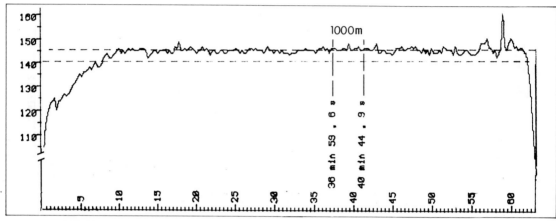

Abb. 78

Abbildung 79: Halber Marathon von Overloon (2. 2. 1986). Temperatur: ± 0 °C. Mühsames Laufen gegen Ende. Laktatgehalt am Schluß des Wettkampfes = 4,2. Dieses Ergebnis zeigt, daß zu intensiv gestartet wurde. HF bei Beginn 155. Allmähliche Senkung der HF im Verlauf des Wettkampfes. HF Ende des Wettkampfes 145. Zeit für den halben Marathonlauf 1:21,22 h.

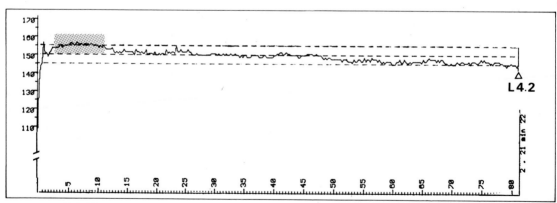

Abb. 79

Abbildung 80: Laktattest auf der Straße mittels sportspezifischem Test.
Auftrag: 15 min laufen mit HF 140. Danach längere Zeit Erholung.
Darauf 15 min laufen mit HF 150.
Nach 15 min laufen mit einer HF 140 beträgt der Laktatgehalt 2,8.
Nach 15 min laufen mit einer HF 150 ist der Laktatgehalt 4,3.
Umgerechnet stimmt das mit folgenden Werten überein:
Laktat 2 korrespondiert mit HF 135
Laktat 3 korrespondiert mit HF 142
Laktat 4 korrespondiert mit HF 147/148.

Schlußfolgerung:
Der Umschlagpunkt hat sich im Vergleich zum Marathonlauf von Helmond von
HF 142 nach HF 147/148 verschoben.

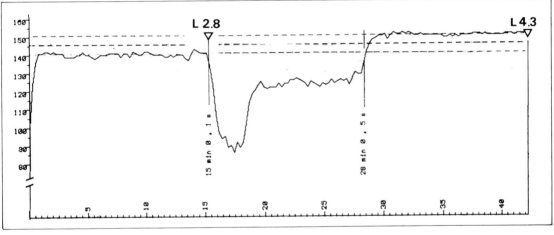

Abb. 80

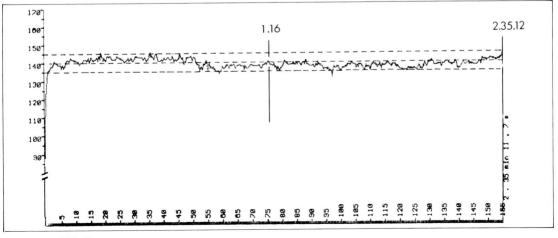

Abb. 81

Abbildung 81: Westland-Marathon vom 12. 4. 1986. Wetterumstände: kaltes Wetter, 4 – 5 °C, viel Wind.

Wettkampfauftrag: Absolvieren des Marathonlaufes mit einer Geschwindigkeit, die mit einer HF von 140–145 Schlägen pro Minute übereinstimmt. Im Wettkampf läuft der Athlet die ersten 50 Minuten entsprechend seinem Auftrag. Dann bekommt er Anschluß an eine Gruppe von 25 Läufern.

Da die erwartete Endzeit weit unter der vorher festgelegten Protokollzeit liegt (Ziel: Endzeit in 2:37), bekommt er von seinen Begleitern auf dem Fahrrad den Rat, in der Gruppe zu bleiben. Im Schutz der Gruppe senkt sich die HF deutlich. Hierdurch wird gezeigt, wie wichtig die Rolle des sogenannten „Hasen" sein kann.

Die erste Hälfte des Marathons wird in 1:16 absolviert, der zweite Teil in 1:19,12. Endzeit 2:35,12 h.

Der Läufer hat während des gesamten Marathonlaufs keine Probleme gehabt. Er hatte das Gefühl, das Tempo der ersten 50 Minuten leicht durchhalten zu können.

Die Endzeit bedeutet eine Verbesserung der persönlichen Bestzeit um mehr als 5 Minuten. Nach dem Marathonlauf schnelle und gute Erholung. Eine weitere Verbesserung mit einer Endzeit von 2:30 h erscheint möglich.

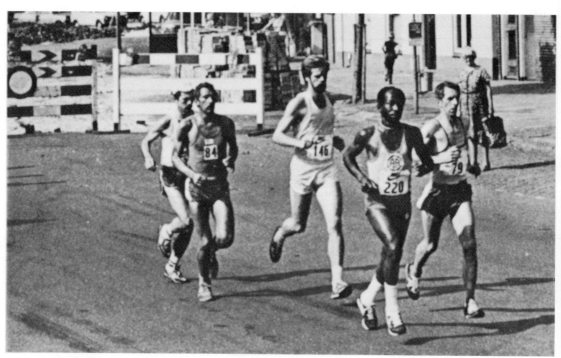

Abb. 82

Kurzes Beispiel eines Milchsäuretests und Trainingsratschläge für einen Radrennfahrer

Zuerst wurde eine Aufzeichnung eines intensiven Dauertrainings auf der Straße durchgeführt. Auftrag war, 60 Minuten ein maximales Tempo mit konstanter Leistung zu fahren. Die Registrierung von sogar 90 Minuten zeigt, daß die HF konstant zwischen 160 und 165 schwankt (Abb. 83). Wenn die Intensität der Belastung hoch genug ist, wird der Umschlagpunkt im HF-Bereich von 160 – 165 liegen. Der Rennfahrer gibt an, daß er konstant im maximalen Leistungsbereich gefahren ist.

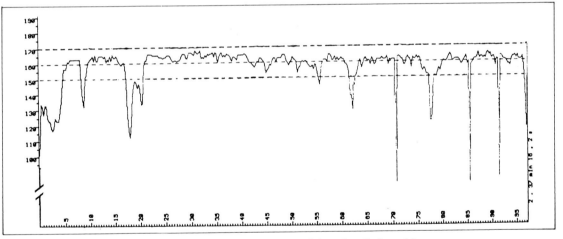

Abb. 83   Herzfrequenzkurve des 90minütigen Dauertrainings eines Radrennfahrers.

Aus dem Laktattest auf dem Fahrradergometer, 2 Tage nach dem Test auf der Straße, ergeben sich folgende Daten (Abb. 84):

Laktat 2 = 145 HF
Laktat 3 = 157 HF
Laktat 4 = 164 HF (Umschlagpunkt)
Laktat 6 = 173 HF

Die erste Schlußfolgerung ist, daß der Test auf der Straße, bei dem keine Laktatbestimmung durchgeführt wurde, schon einen guten Hinweis auf den mutmaßlichen Umschlagpunkt gibt.

Vor allem der Test auf der Straße und der Labortest stimmen gut überein. In beiden Tests liegt der Umschlagpunkt zwischen einer HF von 160 – 165.

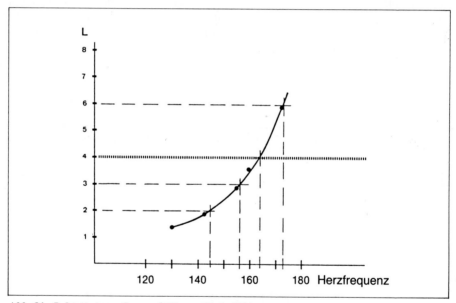

Abb. 84 Laktattest von *Cor van Dijk* vom 28. 1. 1986.

Im bezug auf das Training wird folgender Rat gegeben:

Erholungstraining: HF nicht höher als 130 – 140.
Extensives Dauertraining: HF zwischen 140 – 155.
Intensives Dauertraining: HF zwischen 155 – 165.
Intensitätstraining (Intervalltraining): HF über 165.

Mit Trainer und Sportler wurde eine gute Zusammensetzung des Gesamt-Trainingspakets bezüglich des Wettkampfprogramms ausgearbeitet.

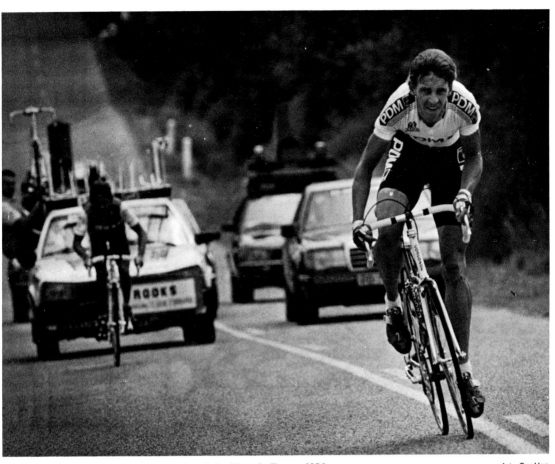

Abb. 85 *Steven Rooks* während der Tour de France 1986.

foto Cor Vos

Ausführliches Beispiel eines Feldtests und Trainingsratschläge für einen Marathonläufer

Laktattest

Datum des Tests	: 25. 9. 1986		
Zeit	: Mittags	Wetterumstände	: Trocken
Ort des Tests	: Deurne-Straße	Temperatur	: 16 °C
Testausführung	: 3 × 10 Minuten	Luftfeuchtigkeit	: Hoch
Tester	: P. J.	Windstärke	: Ruhig
Name des Sportlers	: C. B.	Trainer	: Unbekannt
Geburtsdatum	: 19. 9. 1959	Besonderheiten	: Keine
Wohnort	: Venray		
Sportart	: Langstreckenläufer: 10 km bis Marathon		

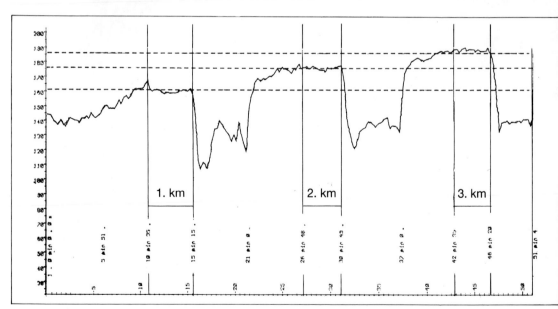

Abb. 86   Herzfrequenz eines Langstreckenläufers während eines Feldtests.

Testdaten

Abbildung 86 zeigt die Herzfrequenzkurve, die aus dem o. g. Test erhalten wurde. Es ergaben sich folgende Werte:

	Zeit [min]	Herzfrequenz	Laktat	Geschwindigkeit [m/s]
1. km	4,44	160	1,1	3,52
2. km	4,01	175	3,1	4,15
3. km	3,48	187	10,0	4,39

Trainingsratschläge

Ausdauertraining

Training des *Ausdauervermögens* ist am effektivsten bei Milchsäurewerten zwischen 2 und 4 mmol.
Das *ruhige* oder *extensive Dauertraining* sollte zwischen 2 und 4 mmol, das *intensive Dauertraining* zwischen 3 und 4 mmol Milchsäure stattfinden.
Diese Daten gelten für fast alle Personen.

Schlecht trainierte Sportler trainieren das Ausdauervermögen bei etwas höheren Milchsäurewerten:
Intensiv 4 – 5/6 mmol Milchsäure.
Extensiv 3 – 4 mmol Milchsäure.
Sehr gut trainierte Sportler trainieren das Ausdauervermögen bei etwas niedrigeren Milchsäurewerten:
Extensiv 1,5 – 2,5 mmol Milchsäure.
Intensiv 2,5 – 3,5 mmol Milchsäure.

Die Intensität, mit der ein Marathonlauf gelaufen wird, stimmt mit einem Milchsäurewert von 2,5 mmol ± 0,5 überein.
Die Marathonzeit bei V 2,5 ist 2:56,42 h.

Bei einem Dauertraining darf der Milchsäuregehalt nicht zu hoch ansteigen. Entstehen während des Trainings dennoch höhere Milchsäurewerte, dann wird nicht das aerobe Ausdauervermögen, sondern das Widerstandsvermögen trainiert.
Intensive Trainingseinheiten, die mit hohen Milchsäurewerten verbunden sind, können das Ausdauervermögen beeinträchtigen. Das Ausdauervermögen kann sich durch diese Art des Trainings verschlechtern.

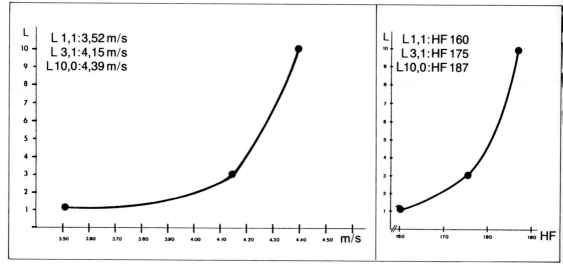

Abb. 87   Laktat-Geschwindigkeits-Kurve.

Abb. 88   Laktat-Herzfrequenz-Kurve.

Geschwin- digkeit/ Laktat	Geschwin- digkeit [m/s]	Geschwin- digkeit [km/h]	km-Zeit [min]	Marathon- Zeit [h]
V 2*	3,83	13,79	4:24	
V 2½	3,98	14,33	4:12	2:56,42
V 3	4,11	14,90	4:00	
V 4	4,25	15,30	3:54	
V 5	4,29	15,44	3:52	
V 6	4,32	15,55	3:50	
V 8	4,36	15,69	3:48	
V 10	4,40	15,84	3:44	

* V 2: Laufgeschwindigkeit bei Laktat 2

Tab. 2   Aus Abbildung 87 abgeleitete Daten.

Laktat	Herzfrequenz
2	167
3	175
4	180
6	185

Tab. 3   Aus Abbildung 88 abgeleitete Daten.

Beispiel für ein Dauertraining

Das Training wird eingeteilt in Belastungsabschnitte von 10 – 15 – 20 Minuten im Wechsel mit Erholungsperioden von 5 – 10 Minuten (Abb. 89).

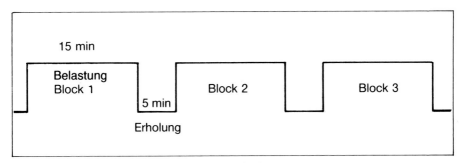

Abb. 89 3 Blöcke Belastung und Erholung im Wechsel.

Extensives Dauertraining	Intensives Dauertraining	Kombination extensives und intensives Dauertraining
Intensität zwischen L2 – L3 V2 – V3 HF 170 – HF 175	Intensität zwischen L3 – L4 V3 – V4 HF 175 – HF 180	Block 1 extensives D.t. Ruheperiode Block 2 intensives D.t. Ruheperiode Block 3 extensives D.t. etc.

Diese Art des Trainings ist die Grundlage für die Entwicklung und Stabilisierung des Ausdauervermögens. Andere Kombinationen, wie hier oben genannt, sind möglich: mehr Blöcke, weniger Ruhe.

Wenn nach einiger Zeit das Ausdauervermögen besser geworden ist, sollte die Laufgeschwindigkeit neu angepaßt werden.

Widerstandstraining

Bei dieser Trainingsart entstehen Milchsäurewerte über 4 mmol. Werte über 10 mmol Milchsäure werden oft erreicht. Diese Art des Trainings sollte ein Marathonläufer nicht so oft absolvieren, d. h., einmal pro Woche reicht aus. Zwei Arten von Widerstandstraining sind für den Marathonläufer wichtig:

A: *Tempolauf*, z. B. 1000-m-Lauf:
z. B. 5 × 1 km mit einer Geschwindigkeit über V4. Zeiten zwischen 3:45 min und 3:55 min, mit einer HF über 180.

Die Erholungspause sollte nicht zu lange dauern, 2 – 3 Minuten. Es ist ja das Ziel, hohe Milchsäurewerte aufzubauen. Bei zu langer Erholung senkt sich dieser Wert wieder.

Fange an mit 3×1 km und baue allmählich auf bis z. B. 10×1 km. Die vorgesehene Laufzahl soll mit konstanten Laufzeiten erreicht werden. Wenn nach 3×1 km ein Einbruch droht, und das Ziel bei 6×1 km lag, dann wurde zu schnell gestartet.

B: Laufe, wenn möglich, *während der Wettkämpfe* 10 oder 15 km mit einer Geschwindigkeit oder HF gerade über dem Umschlagpunkt, also über V4 oder über einer HF von 180. Während solcher Wettkämpfe steigen die Milchsäurewerte allmählich bis auf Werte von 8, 10, 12 mmol. Mit dieser Geschwindigkeit ist es nicht möglich, den Marathon durchzuhalten.

Beachte: Die Trainingsarten A und B nicht zu oft durchführen!

Erholungstraining

Am Tag nach einem schweren Training oder Wettkampf sollte immer ein Erholungstraining folgen. Das Erholungstraining läuft unter V2 oder unter einer HF, die bei einem Milchsäurewert 2 liegt, also V2 ist langsamer als 4 min und 24 s/km. HF weit unter 170.

Zusammenfassung

Dauertraining

Geschwindigkeit	Herzfrequenz
V2 – V4 = 4,24 – 3,54	L2 – L4 = 170 – 180
Extensiv V2 – V3 = 4,24 – 4,00	Extensiv L2 – L3 = 170 – 175
Intensiv V3 – V4 = 4,00 – 3,54	Intensiv L3 – L4 = 175 – 180

Diese Trainingsart in Blockform
Anzahl 3- oder 4mal pro Woche

Widerstandstraining

A: Tempolauf, z. B. 1000 m mit Erholung
1000 m mit Geschwindigkeit über V4 = z. B. 3,45 – 3,55
Anfangs 3mal, allmählich bis 10mal
Erholung 2 – 3 Minuten
B: Wettkampf von etwa 50 Minuten, z. B. ein 15-km-Lauf mit einer
Geschwindigkeit über V4

Ausführliches Beispiel einer Trainingsberatung bei einer Schwimmerin

Datum:	4. 11. 1986	Sportart:	Schwimmen
Frau:	14 Jahre alt	Kategorie:	Wettkampfsport
Name:	van der Aa	Sportbund:	KNZB
Vorname:	Ellen	Testort:	Schwimmbad Gemert
		Teststrecke:	4 × 300 m Brustkraul – 100 Meter Sprint
		Zeit:	am Abend

Besonderheiten: Die letzten 1½ Jahre keine Verbesserung, auch nicht nach sehr intensivem Training. Die Trainingsintensität ist wahrscheinlich immer zu intensiv gewesen

Ziel des Tests: Einstellung der richtigen Trainingsintensität

Bestzeiten: 1985: 100 m – 1:02,3 min
200 m – 2:15,9 min
400 m – 4:38 min
1986: 100 m – 1:05,5 min
200 m – 2:18 min

Test

10 Minuten Aufwärmen

	Zeit [min]	m/s	m/min	Laktat
300 m	5:01	0,99	59,80	1,7
5 min Ruhe				
300 m	4:01	1,24	74,68	5,2
5 min Ruhe				
300 m	3:48	1,32	78,95	8,4
10 min Ruhe				
300 m	3:40	1,36	81,81	9,6
10 min Ruhe				
100 m	1:05	1,54	93,31	13,9

Abgeleitete Daten: Laktat 2 = 1,16 m/s = V2; Laktat 3 = 1,18 m/s = V3; Laktat 4 = 1,21 m/s = V4; Laktat 5 = 1,23 m/s = V5; Laktat 6 = 1,27 m/s = V6

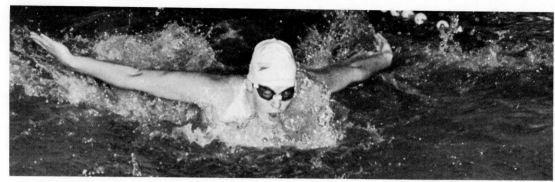

Abb. 90

Der Test ist sehr gut verlaufen. Die 3 Meßpunkte über dem Laktatwert 4 liegen auf einer Linie. Die V4 beträgt 1,21 m/s.

Auf nationalem Niveau in Deutschland: Die V4 liegt zwischen 1,20 und 1,30 m/s.
Auf europäischem Niveau: Die V4 liegt zwischen 1,40 und 1,50 m/s.
Auf Welt- und olympischem Niveau: Die V4 liegt zwischen 1,50 und 1,67 m/s.

Die V4-Geschwindigkeit ist also gar nicht schlecht. Während des Tests kommt man schnell über Laktat 4 hinaus.
Nach den zweiten 300 Metern ist der Laktatgehalt schon auf 5,2 mmol/l gestiegen. Die Befürchtung, daß die Trainingsintensität in der Vergangenheit oft zu groß war, wurde bestätigt.

Trainingshinweise

Schwimme erst einige Male 400 Meter mit V4-Geschwindigkeit.
Die 400 Meter in 5:31 min, mit einem Laktatwert von 4 mmol.
Laß die Zwischenzeiten aufschreiben, so kannst du kontrollieren, ob du konstant geschwommen bist.

Also: V4-Gefühl erlernen.
400 Meter: Zeiten immer zwischen 5:26 und 5:34 min.

A: Erholungstraining bei Laktat 2 oder sogar noch weniger intensiv.

B: Nicht mehr als 1mal pro Woche Wettkämpfe oder Widerstandstraining durchführen. Dabei steigt der Laktatgehalt sehr hoch, bis 8 oder höher.
Bei einem 100-Meter-Sprint kommst du auf einen Laktatgehalt von 13,9 mmol. Am Tag nach einem schweren Training oder Wettkampf immer ein Erholungs- oder Regenerationstraining durchführen.

C: Das Ausdauervermögen trainieren mit L 2, L 3, L 4 und L 5.

Vorschlag für ein Dauertraining

Distanz* [m]	Pause [s]	extensiv L 2	L 3	L 4	intensiv L 5
		V4 = 1,21 m/s			
100	10	1,23	1,21	1,19	1,18
	30	1,20	1,19	1,17	1,15
200	10	2,47	2,45	2,40	2,38
	30	2,45	2,42	2,38	2,36
400	10	5,38	5,32	5,24	5,19
	30	5,36	5,29	5,21	5,15
		Durchschnittszeit/100 m [min]			
20 – 45 min Dauertraining		1,27	1,25	1,23	1,21

* Anzahl der Wiederholungen mindestens 3- oder 4mal

D: Sprinttraining:
- 100-m-Sprint: Anzahl 5- bis 10mal; 30 – 45 s Ruhe oder besser die gleiche Zeit ruhig ausschwimmen ohne zu tauchen.
  Schwimmgeschwindigkeit: 1,29 m/s, also 100 m in 1:17 bis 1:18 min.
- 50-m-Sprint: Anzahl: 10- bis 15mal; 30 – 45 s Ruhe.
  Schwimmgeschwindigkeit: 1,43 m/s.
  Also beträgt die Zeit/50 m: 35 s.
- 25-m-Sprint: Anzahl 10- bis 20mal; 30 – 45 s Ruhe.
  Schwimmgeschwindigkeit: 1,57 m/s.
  Also beträgt die Zeit/25 m: 15 oder 16 s.

Trainingsbewertung vom 30. Dezember 1986

Durch diesen vorgeschlagenen Trainingsablauf wird schon nach 6 Wochen eine deutliche Leistungsverbesserung erreicht.

Der Leistungsstillstand der letzten 1,5 Jahre wurde also sehr schnell durchbrochen. Zum Vergleich die Zeit über 100 Meter Freistil.

Die 100-m-Zeiten in den letzten 1,5 Jahren: immer rund 1:05 min, meistens etwas höher.

Die 100-m-Zeiten in den letzten 6 Wochen: 1:03,08; 1:03,00; 1:02,06; 1:02,02 min.

Der persönliche Rekord auf dieser Strecke wurde verbessert.

Auch auf den anderen Strecken wurde eine beachtliche Verbesserung verbucht.

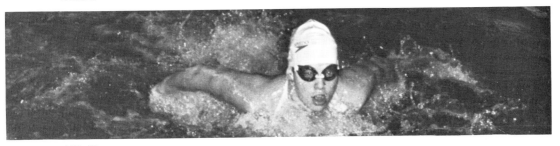

Abb. 91

Vergleich des Leistungsvermögens verschiedener Sportler

Die Laktatuntersuchung ist ein stark zu beachtendes Element bei der sportmedizinischen Trainingsbegleitung. Nach einer Laktatuntersuchung kann sehr genau angegeben werden, auf welche Weise und mit welcher Intensität trainiert werden soll. Trainingsanalysen zeigen, daß viele ihren Sport in verkehrter Weise betreiben. Die Beispiele aus der Praxis, die in diesem Buch beschrieben wurden, zeigen dies eindeutig. Aber die Laktatuntersuchung gibt uns noch andere wichtige Informationen. Das Leistungsvermögen kann genau bestimmt werden.

Fragen wie: „Bin ich gut genug für eine bestimmte Gruppe?" oder: „Welche Zeit kann ich schaffen mit meiner jetzigen Kondition?" können beantwortet werden.

Bei einem bekannten Leistungsvermögen können Athleten miteinander verglichen werden. Bei Auswahlverfahren wird davon in Zukunft sicher Gebrauch gemacht werden.

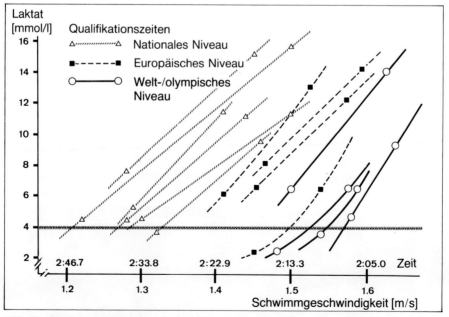

Abb. 92 **Die Laktat-Schwimmgeschwindigkeits-Kurve beim Schwimmen auf verschiedenen Qualitätsstufen. Je besser das Niveau, desto höher ist die V4-Geschwindigkeit. Die V4-Geschwindigkeit ist bestimmend für das Wettkampfergebnis.**

Das Leistungsvermögen wird über einen Konditionstest beurteilt. Die Qualität des Konditionstests bestimmt, ob das Leistungsvermögen gut beurteilt werden kann. Eine erste Forderung für einen zuverlässigen Test ist, daß der Sportler während seiner normalen Sportausübung getestet wird, d. h. der Schwimmer im Wasser, der Marathonläufer auf der Straße und der Radrennfahrer auf dem Fahrradergometer.

Ein Schwimmer, der auf einem Laufband oder auf einem Fahrradergometer getestet wird, vermittelt ein schlechtes Bild seines schwimmspezifischen Leistungsvermögens. Die Laktatkurve sollte sportspezifisch bestimmt werden, nur dann bekommt man gute Informationen über das sportspezifische Leistungsvermögen (Abb. 92).

Was versteht man unter sportspezifischem Leistungsvermögen?

Es ist die Geschwindigkeit, die bei Laktat 4 erreicht wird. Sie wird auch die V4-Geschwindigkeit genannt.

Für Läufer und Schwimmer wird diese V4 in Meter pro Sekunde errechnet. Beim Radfahrer wird die V4 in Watt ausgedrückt, wobei Watt (W) eine Größe für das gelieferte Leistungsvermögen ist.

Schwimmer

Tabelle 4 vergleicht die V4-Geschwindigkeit bei Schwimmern und Schwimmerinnen unterschiedlichen Niveaus. Zu einem bestimmten Niveau gehört eine bestimmte V4-Geschwindigkeit. Geht man von diesem Vorgehen ab, dann werden die Leistungen schlecht ausfallen.

V4 [m/s]	100 m		200 m		400 m	
Niveau	Schwimmerinnen	Schwimmer	Schwimmerinnen	Schwimmer	Schwimmerinnen	Schwimmer
National	1,331	1,440	1,281	1,304	1,177	1,343
Europäisch	1,467	1,565	1,412	1,478	1,264	1,480
Welt	1,553	1,634	1,473	1,531	1,438	1,532

Tab. 4 **Das durchschnittliche sportspezifische Vermögen auf verschiedenen Strecken. Je höher das Niveau, desto höher die V4.**

Radrennfahrer

Wenn Radrennfahrer aus verschiedenen Gruppen miteinander verglichen werden, bemerkt man eine progressive Verbesserung der Leistung bei 2 und 4 mmol (respektive bei der aeroben und anaeroben Schwelle). Vom Anfänger, Junior, Amateur bis zum Profi-Radrennfahrer verschiebt sich die Laktatkurve allmählich nach rechts.

	Anfänger 15–16 Jahre	Junior 17–18 Jahre	Amateur	Berufs- radrenn- fahrer
Watt bei 2 mmol	200	270	320	360
Watt bei 4 mmol	270	315	376	425

Wenn wir die Radrennfahrer der gleichen Leistungskategorie vergleichen, finden wir deutliche Unterschiede.

4 Berufsradrennfahrer	B 1	B 2	B 3	B 4
Watt bei 2 mmol	360	345	320	320
Watt bei 4 mmol	425	394	380	371

Wir dürfen annehmen, daß Profiradrennfahrer, die zum gleichen Zeitpunkt untersucht werden, den gleichen Trainingszustand aufweisen. Der Unterschied zwischen ihren Laktatwerten liegt in den verschiedenen Neigungswinkeln.

B 1 ist ein sehr erfolgreicher Berufsfahrer, 26 Jahre alt.

B 2 und B 3 sind Jungprofis. B 2 hat, wie erwartet, bereits gute Leistungen erbracht. B 4 ist das klassische Beispiel des „Wasserträgers" eines Spitzenfahrers und hat während seiner Profikarriere die vorgegebenen Möglichkeiten sehr gut wahrzunehmen gewußt.

B 3, der weniger begabte Neuprofi, hat seine Möglichkeiten weniger gut eingeschätzt und wurde bereits Anfang des Jahres aus einer großen Fahrradmannschaft entlassen, die ihn erst vergangenes Jahr angeworben hatte.

Wir können mit Sicherheit sagen, daß sich das Leistungsvermögen von Radrennfahrern sehr gut in der Laktatkurve widerspiegelt.

Langstreckenläufer

Vergleich von Laufzeiten mit Laborleistungen bei 4 mmol

Tabelle 5 zeigt Athleten, die nach ihren im Labor bei 4 mmol erbrachten Leistungen (km/h und HF auf Laufteppich), klassifiziert wurden.
Die Tabellen 6, 7 und 8 zeigen Vergleiche zwischen den besten Laufzeiten der Läufer im Wettkampf und im Laborergebnis bei 4 mmol.

Reihenfolge	Name	Leistung bei 4 mmol	
		km/h	HF
1	G. W.	21,2	179
2	M. D.	21,2	185
3	V. M.	21,0	176
4	D. E.	20,7	175
5	B. H.	19,8	177
6	D. S. E.	19,8	189
7	D. G.	19,7	176
8	M. G.	18,6	168
9	L. J. M.	18,0	176
10	V. L.	17,8	170
11	P. R.	17,75	185
12	E. A.	17,6	164
13	G. L.	15,8	178

Tab. 5 Langstreckenläufer.

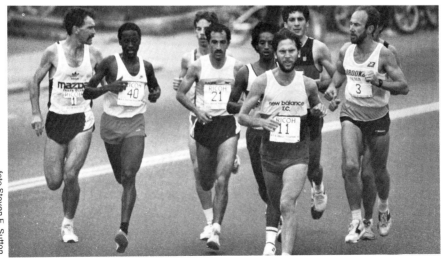

foto Steven E. Sutton

Abb. 93

Name	Laufzeit [min]	Reihenfolge Leistung 4 mmol
1500 m		
1. G. W.	3:40,02	1
2. V. M.	3:45,16	3
3000 m		
1. G. W.	7:55,00	1
2. D. S. E.	8:22,00	6
3. B. H.	8:24,00	5
4. D. E.	8:30,00	4
5. D. G.	8:32,00	7
6. V. L.	9:10,00	10
7. E. A.	9:40,00	12

Tab. 6   Aerobe Ausdauer von kurzer Dauer (2 – 8 Minuten).

Name	Laufzeit [min]	Reihenfolge Leistung 4 mmol
5000 m		
1. G. W.	13:55,28	1
2. M. D.	14:14,03	2
3. V. M.	14:23,00	3
4. D. E.	14:30,00	4
5. D. S. E.	14:39,00	6
6. B. H.	14:43,00	5
7. D. G.	14:52,00	7
8. V. L.	15:42,00	10
9. E. A.	17:02,00	12

Tab. 7   Aerobe Ausdauer von mittlerer Dauer (15 Minuten).

Name	Laufzeit [min]	Reihenfolge Leistung 4 mmol
10 000 m		
1. G. W.	29:40,00	1
2. M. D.	29:43,00	2
3. D. E.	30:13,00	4
4. B. H.	30:38,00	5
5. D. S. E.	30:55,00	6
6. D. G.	31:37,00	7
7. V. L.	32:40,00	10
8. E. A.	35:02,00	12
Wettkämpfe über 21 km 750 m		
1. M. D.	1:09,24 h	2
2. M. G.	1:09,32 h	7
3. L. J. M.	1:09,40 h	9
4. G. L.	1:13,02 h	13
5. P. R.	1:13,30 h	11

Tab. 8   Aerobe Ausdauer von längerer Dauer (länger als 15 Minuten).

Es ist bemerkenswert, daß wir fast immer die gleiche Reihenfolge bekommen und daß die Wettkampfleistungen sehr gut mit dem Testergebnis bei der 4-mmol-Grenze übereinstimmen. Nach *Mader* ist die Leistung bei der anaeroben Grenze das beste Kriterium zur Beurteilung der maximalen aeroben Kapazität eines Athleten. Die Zahlen aus diesen Tabellen liefern jedenfalls den Beweis für diese Behauptung.

Vergleich der Laktatergebnisse zu verschiedenen Zeitpunkten bei 4 Langstreckenläufern

Langstreckenläufer 1 wurde am 17. Januar und am 25. Juli 1986 getestet.

	17. 1. 1986	25. 7. 1986
Aerobe Schwelle (2 mmol)	18,6 km/h	17,1 km/h
Anaerobe Schwelle (4 mmol)	21,2 km/h	19,3 km/h

Die Laktatkurve hat die gleiche Form, aber die Leistungen im Bereich der aeroben und anaeroben Schwelle haben sich verschlechtert, und zwar 6 Monate nach der ersten Untersuchung. Die Verschlechterung des Trainingszustands ist mit einer Verletzung zu erklären, die den Athleten gezwungen hat, sein Training in bezug auf Umfang und Intensität zu verringern (Abb. 94).

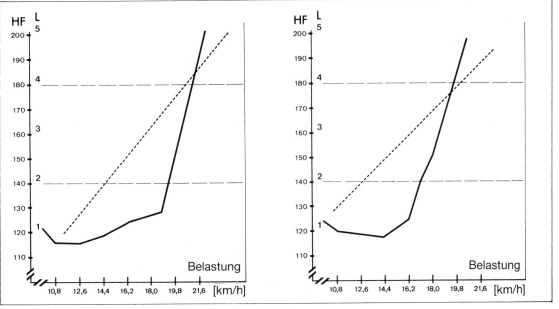

Abb. 94   Herzfrequenz-Laktat-Kurven von Läufer 1.

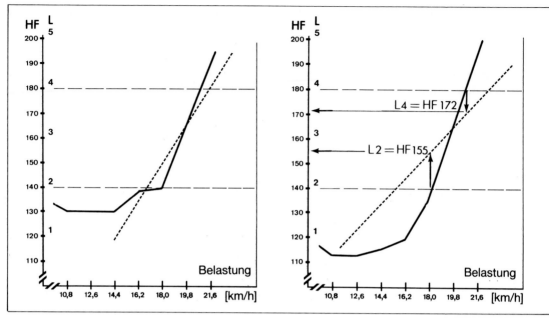

Abb. 95 Herzfrequenz-Laktat-Kurven von Läufer 2.

Langstreckenläufer 2 wurde am 5. September 1985 und 6. Mai 1986 getestet.

	5. 9. 1985	6. 5. 1986
Aerobe Schwelle (2 mmol)	18,0 km/h	17,8 km/h
Anaerobe Schwelle (4 mmol)	19,8 km/h	19,7 km/h

Die Leistungen bei 2 und 4 mmol sind fast identisch. Die Laktatkurven verlaufen bei 2 mmol fast gleich. Unterhalb dieser 2 mmol verläuft die Kurve niedriger (6. 5. 1986, Abb. 95).

Langstreckenläufer 3 unterzog sich am 26. November und 15. April 1986 einer Laktatbestimmung.

	26. 11. 1985	15. 4. 1986
Aerobe Schwelle (2 mmol)	17,3 km/h	18,5 km/h
Anaerobe Schwelle (4 mmol)	20,0 km/h	21,2 km/h

Dieser Athlet zeigt eine deutliche Verbesserung seines Ausdauervermögens (Abb. 96). Dies führte zu einer deutlichen Verbesserung als Langstreckenläufer und auch zu sehr guten Wettkampfleistungen. Er wurde 1986 sogar belgischer Meister auf einer der Seniorenlangstrecken.

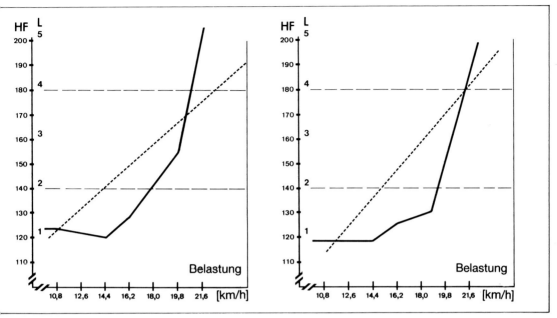

Abb. 96 Herzfrequenz-Laktat-Kurven von Läufer 3.

Langstreckenläufer 4 unterzog sich einem Laktattest am 3. September 1985 und 25. Juli 1986.

	3. 9. 1985	25. 7. 1986
Aerobe Schwelle (2 mmol)	16,2 km/h	17,2 km/h
Anaerobe Schwelle (4 mmol)	18,5 km/h	19,2 km/h

Dieser Langstreckenläufer zeigt ebenfalls eine Verbesserung seiner Testergebnisse. Auffallend ist die Tatsache, daß er bei 2 und 4 mmol die gleiche HF bei verschiedenen Untersuchungsstufen aufweist (Abb. 97). Er läuft fast 1 km pro Stunde schneller.

Aus dem Vergleich von Langstreckenläufern zu verschiedenen Zeitpunkten ergibt sich eindeutig die Möglichkeit, den Trainingszustand von Athleten auf präzise Art und Weise zu evaluieren.
Als Abschluß dieses Kapitels noch ein Schema (nach *Mader*) der Laufgeschwindigkeit von Langstreckenläufern im Grenzbereich von 4 mmol.

Nicht trainiert	Zwischen 3 und 3,5 m/s	zwischen 10,8 und 12,6 km/h
Leicht	3,5 und 4	12,6 und 14,4
Mittelmäßig	4 und 4,7	14,4 und 16,92
Sehr gut	4,8 und 5,2	17,28 und 18,72
Super	5,3 und 5,6	19,08 und 20,16

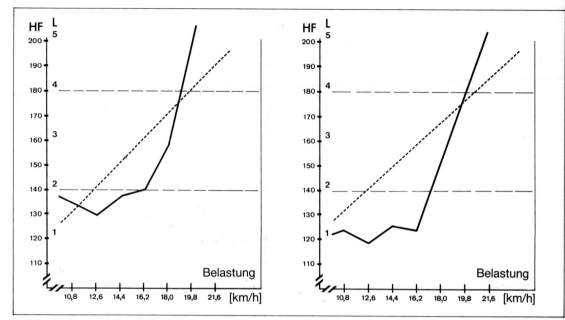

Abb. 97 Herzfrequenz-Laktat-Kurven von Läufer 4.

Ein großer Teil dieses Kapitels wurde aus einer Publikation von *Geert* und *Piet Leinders,* beide Sportärzte in Merelbeke, Belgien, mit deren Zustimmung übernommen. Titel der Publikation: Die Verwendung von Laktatuntersuchungen in der sportmedizinischen Praxis.

Autorennfahrer

Bei Autorennen wurden sehr hohe Herzfrequenzen festgestellt.
Trotz der relativ geringen eigenen Bewegungsintensität verursachen Einflüsse von außen, wie hohe Temperatur, Konzentration, Spannung, Verzögerungs- und Beschleunigungskräfte sowie Druck, eine derartig hohe HF, die vom Start bis zum Finish die anaerobe Schwelle erreicht bzw. überschreitet.
Nach Beobachtungen von *Huub Rothengather* ist seine HF beim Start rund 180 und hält sich im Laufe des Wettkampfes auf dieser Höhe.

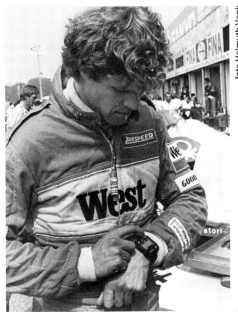

foto Helmuth Vonk

Abb. 98

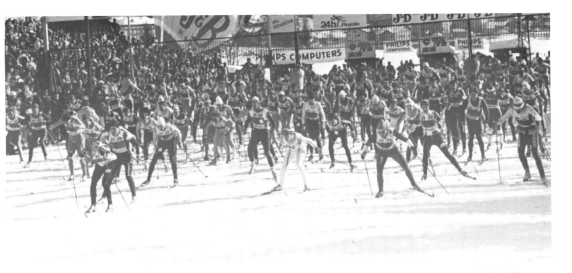

Abb. 99

foto Wout Steensma

Einige Herzfrequenzmessungen aus der Praxis

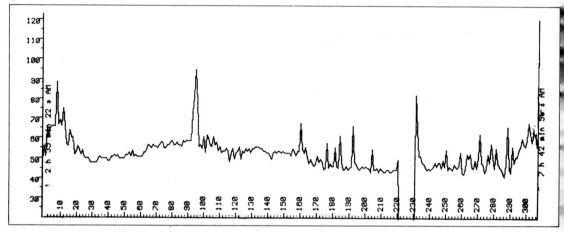

Abb. 100 42jähriger Mann: Herzfrequenzkurve während des Schlafs. Mittlere HF 50.

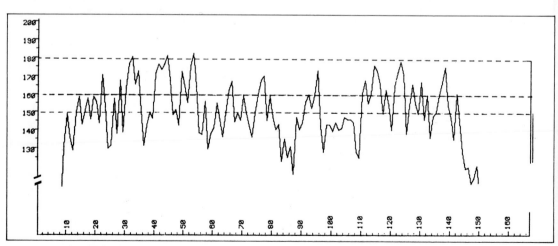

**Abb. 101 36jähriger Mann: Herzfrequenzkurve während eines Tenniswettkampfs.
Regelmäßige Spitzenbelastung bis HF 180.**

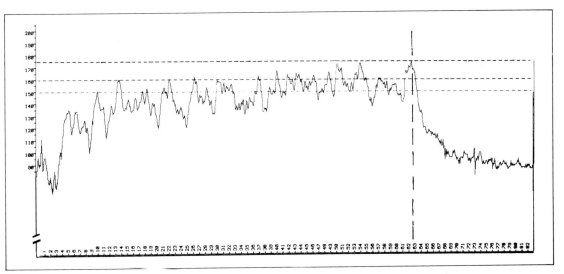

Abb. 102   40jähriger Mann: gleicher Wettkampf wie in Abbildung 101. Man beachte den Unterschied in der Höhe der Herzfrequenz.

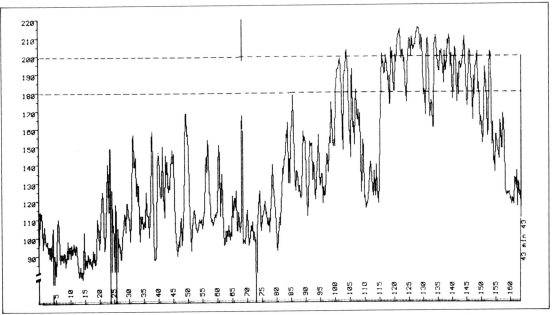

Abb. 103   6jähriger Junge: Registrierung eines Fußballtrainings. Letzter Teil der HF über 200. Der letzte Teil der Aufzeichnung zwischen 120 und 160 Minuten gibt das Fußballtraining wieder.

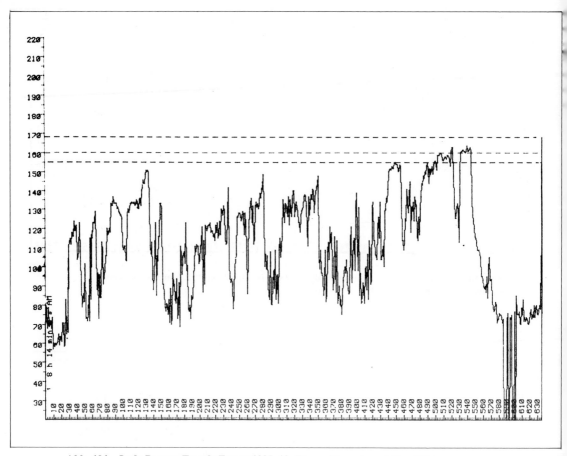

Abb. 104 *Ludo Peeters:* Tour de France 1985. 12. Etappe (Bergetappe) über 269 km.
Morzine/Lans-en-Vercors.

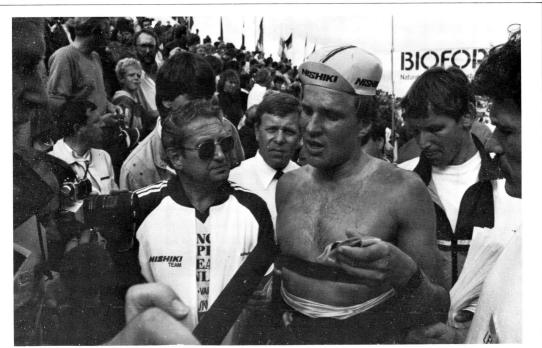

foto Ger Schutte

Abb. 105

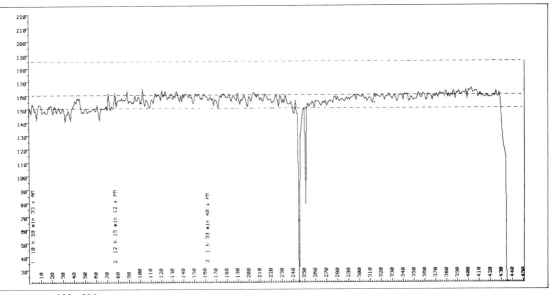

Abb. 106

Abb. 105 und 106 *Magnus Lonnquist*, **24 Jahre, EK Triathlon 1985, Almere – 3. Platz. Es handelt sich um eine teilweise Aufzeichnung der Radstrecke. Die gesamte Radstrecke beträgt 180 km. Der Marathonlauf ist vollständig aufgezeichnet. Die HF schwankt immer zwischen 150 und 160. Der Umschlagpunkt liegt also innerhalb dieses HF-Bereichs. Der erste Teil der zurückgelegten Strecke ist auffallend. Die HF braucht viel Zeit (bis zur 70. Minute), um auf dieses Niveau zu kommen. Erklärung hierfür: Der Athlet ist durch das Schwimmen unterkühlt und diese Unterkühlung ist wahrscheinlich die Ursache für die niedrige HF zu Beginn der Registrierung. Die Spitze nach unten ist der Übergang vom Radfahren zum Laufen. Während der Versorgung hat sich die Elektrode kurz gelöst.**

Erklärung der Herzfrequenzkurven
von Adri van Houwelingen

Bei der Tour de France wird nicht die maximale HF erreicht. Auch das HF-Niveau bei den Langzeitleistungen liegt bedeutend niedriger als beim Zeitfahren in Dronten.

Die Erklärung dafür: Während einer Tour de France befinden sich die Fahrer fast immer in einem Übertrainingszustand. Bei Übertraining kommt es zu einer Senkung der maximalen HF, auch der Umschlagpunkt senkt sich. Beim Zeitfahren in Dronten war der Radrennfahrer gut ausgeruht. Die maximale HF erholt sich dann schnell auf das alte Niveau, und auch der Umschlagpunkt erreicht wieder ein höheres HF-Niveau.

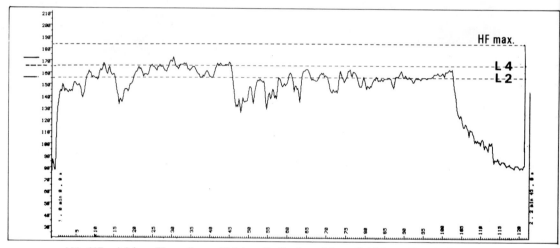

Abb. 107 *Adri van Houwelingen*, **31 Jahre, Profiradrennfahrer. Zeitfahren, Tour de France 1985: Streckenlänge 75 km. Maximale Herzfrequenz 170, geschätzter Umschlagpunkt 155 – 160.**

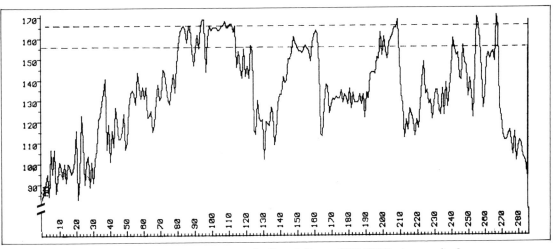

Abb. 108 *Adri van Houwelingen*. **Etappe der Tour de France 1985. 30 Minuten, maximale HF 170, HF zwischen 160 und 165 (Umschlagpunkt).**

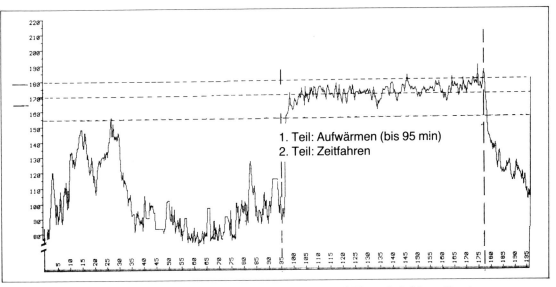

1. Teil: Aufwärmen (bis 95 min)
2. Teil: Zeitfahren

Abb. 109 *Adri van Houwelingen*. **Niederländische Meisterschaft Mannschaftsfahren, Dronten 1985. Streckenlänge 65 km. Ergebnis: 1. Platz. Maximale HF zwischen 180 und 185. Mittlere Herzfrequenz: ± 175.**

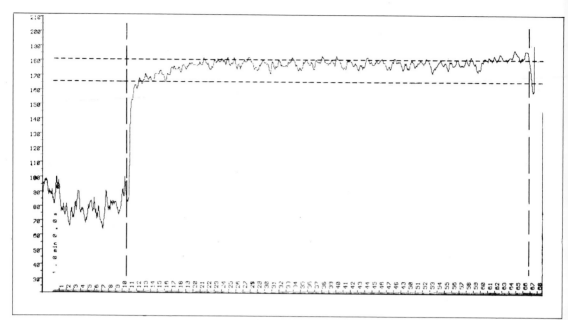

Abb. 110

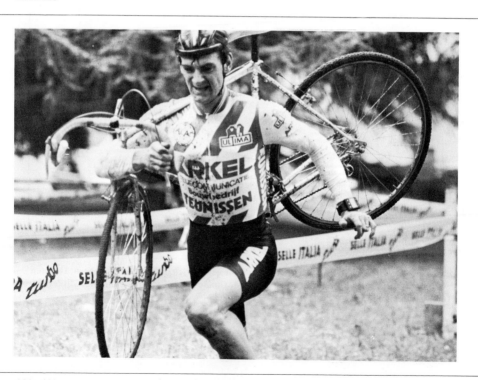

Abb. 111

Abb. 110 und 111 *Frank van Bakel.* Registrierung eines Querfeldeinwettkampfs „Super Prestige" in Rom. Umschlagpunkt zwischen 170 und 175. HF immer zwischen 175 und 180, am Ende des Wettkampfs sogar 190.

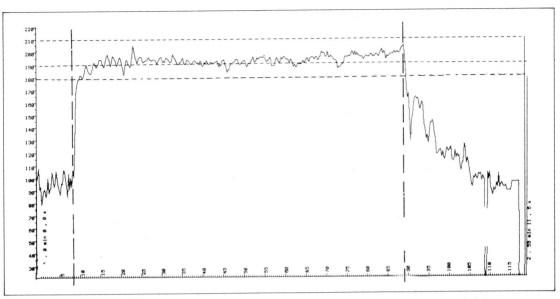

Abb. 112 *Gert Jan Theunissen*, 22 Jahre, Profiradrennfahrer. Niederländische Meisterschaft im Mannschaftsrennen (ungefähr 65 km): 1. Platz. HF immer über 190. Geschätzter Umschlagpunkt 190 – 195. *Theunissen* und *van Houwelingen* fahren in der gleichen Mannschaft. Bemerkenswert ist der Unterschied in der HF der beiden Fahrer, die gleichzeitig die gleiche Leistung bringen.

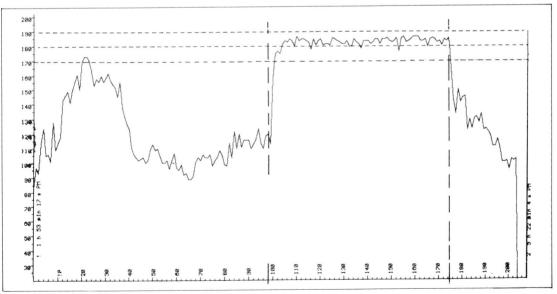

Abb. 113 *Theo Geevers*, Amateurradrennfahrer. Niederländische Meisterschaften im Mannschaftsfahren, Dronten 1985 (ungefähr 65 km): 1. Platz. HF im Schnitt zwischen 180 und 185 (geschätzter Umschlagpunkt). Bis 100 Aufwärmen, danach Beginn des Wettkampfs.

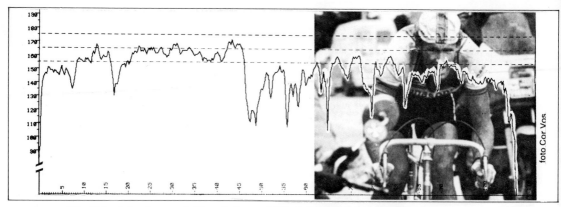

Abb. 114 *Johan Lammerts*. Tour de France 1985 – 8. Etappe: Zeitfahren über 75 km von
Sarrebourg nach Strasbourg.

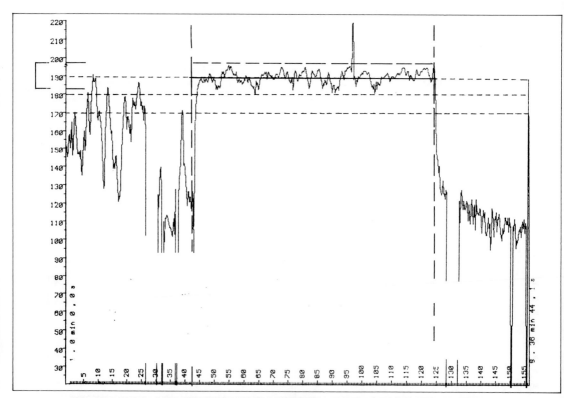

Abb. 115 *Phil Anderson*, Profiradrennfahrer. Zeitfahren, Großer Preis Eddy Merckx 1985:
3. Platz. Der Wettkampf liegt zwischen 45 und 120 Minuten. Die Spitze nach oben ist ein Fehler
in der Registrierung. Es ist zu bemerken, daß das Aufwärmen sehr intensiv durchgeführt wurde.
Während des Wettkampfs bleibt die Herzfrequenz auf gleichem Niveau (um 190).

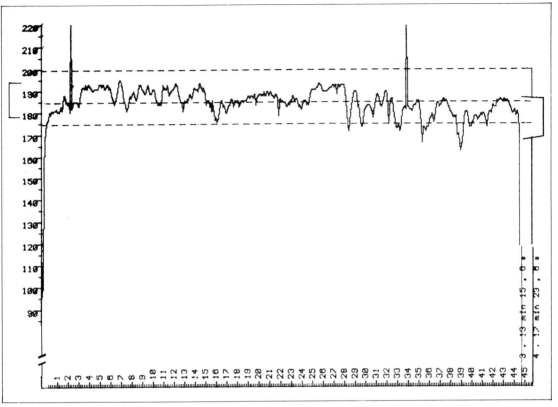

Abb. 116 *Phil Anderson.* Zeitfahren Großer Preis der Nationen 1985. Schlechte Plazierung mit ungefähr 15 Minuten Rückstand auf den Sieger. Die Registrierung erfaßt nur den Wettkampf. Umschlagpunkt 187. Erster Wettkampfteil gut, aber dann deutliche Senkung der HF im weiteren Verlauf des Wettkampfs. Erklärung: Im 1. Teil liegt die HF zu hoch über dem Umschlagpunkt. Hierdurch zu starke Übersäuerung mit der Folge, daß das HF-Niveau nicht durchgehalten werden kann, woraus Tempoverlust resultiert.

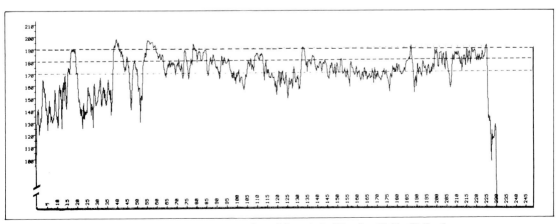

Abb. 117 Registrierung eines Amateurradrennfahrers beim Klassiker Zuid – Holland.

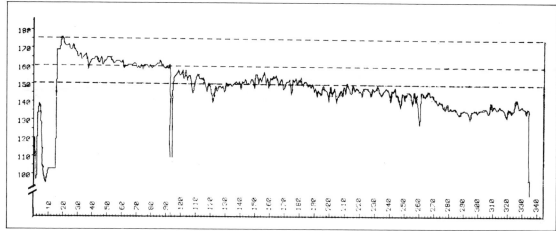

Abb. 118

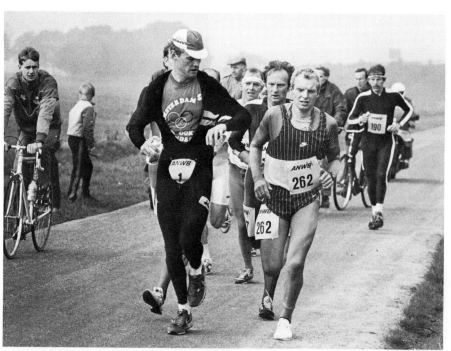

Abb. 119

Abb. 118 und 119 *Axel Koenders.* Wintertriathlon 1985 – 1. Platz. 22 km Laufen, 100 km Radfahren, 40 km Eisschnellaufen. Erklärung der sich senkenden Kurve: Der Vorsprung im Wettkampf war so groß, daß eine maximale Anstrengung nicht notwendig war.

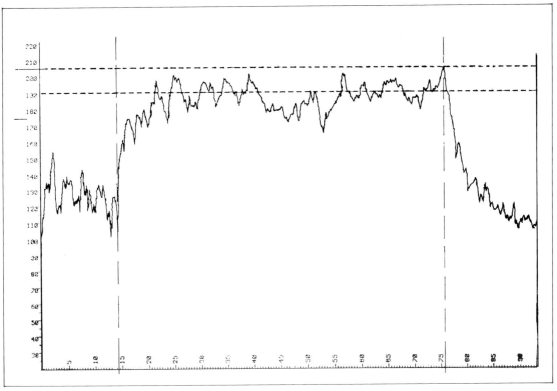

Abb. 120

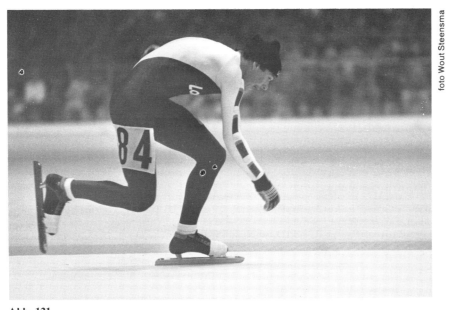

foto Wout Steensma

Abb. 121

Abb. 120 und 121 *Richard van Kempen*. **Eisschnellaufmarathon 40 km, Haarlem 1986: 1. Platz.**

Stundenweltrekord (Eisschnellauf)
Hilbert van der Duim

Erklärung zur Herzfrequenzkurve Hilbert van der Duims

Die allmähliche Steigerung der HF kann wie folgt erklärt werden: Der Rekordversuch fand in der überdachten Eisschnellaufbahn Thialf in Heerenveen statt (Abb. 122, 123). Die Zuschauerzahl betrug 10 000. Hierdurch stieg die Temperatur in der Halle bis auf 20° C. Die Kühlung des Körpers wurde dadurch stark eingeschränkt, und die Transpiration nahm bedeutend zu. Der Flüssigkeitsverlust des Körpers war sehr groß. Während des Versuchs wurde nicht getrunken. Durch dieses Zusammentreffen verschiedener Faktoren ist die Körpertemperatur allmählich gestiegen, was immer mit einem HF-Anstieg verbunden ist. Siehe auch Kapitel „Kühlung während der Belastung" und „Flüssigkeitsverlust und Herzfrequenz", S. 41 und S. 40.

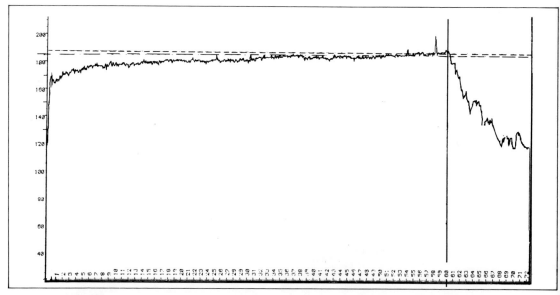

Abb. 122

Abb. 122 und 123   Herzfrequenzkurve *Hilbert van der Duims* während der Verbesserung des Stundenweltrekords im Eisschnellauf in Heerenveen am 28. 11. 1986. Dies ist eine Verbesserung des alten Weltrekords von *Jan Kooiman* um 1334,35 m. Es findet eine Steigerung der HF bis in den Bereich der maximalen HF statt. Erste 10 km: 15:03,30; zweite 10 km: 15:12,50; dritte 10 km: 15:15,30.

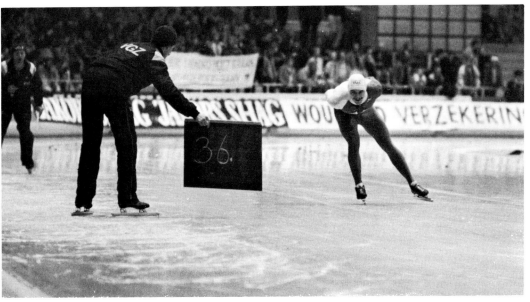

Abb. 123

foto Wout Steensma

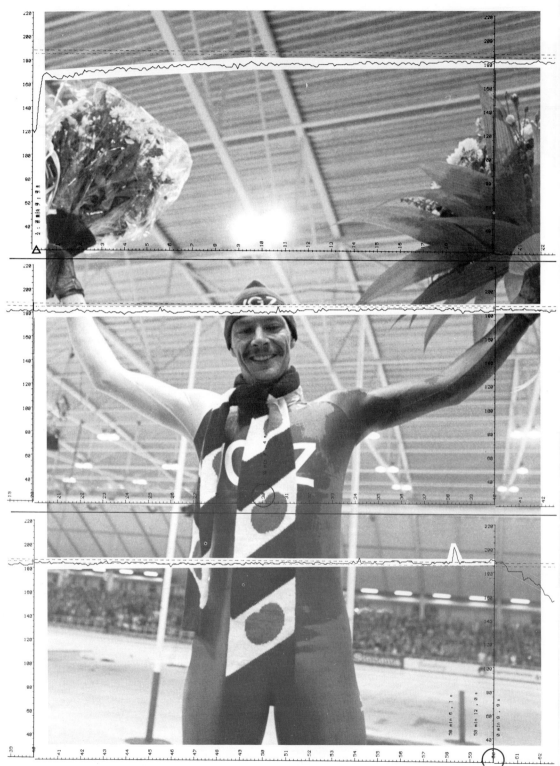

Abb. 124 Die gleiche Stundenweltrekordkurve wie in Abbildung 122 auf einer breiteren
Zeitskala.

Analyse verschiedener Trainingsarten

Querfeldeinfahren

Die Laktatwerte L 1 und L 2 wurden zu zwei verschiedenen Zeitpunkten beim Gruppentraining von 13 Querfeldeinfahrern bestimmt (Tab. 9). Es gab keine vorgegebene Trainingsaufgabe. Es ist ein Durchschnittstraining, welches 2- oder 3mal pro Woche mit gleicher Intensität durchgeführt wird. Von den Teilnehmern 12 und 13 wurde die HF-Registrierung aufgezeichnet (Abb. 125 und 126).

					Tellnehmer								
	1	2	3	4	5	6	7	8	9	10	11	12	13
L 1	8,2	5,0	4,3	4,2	15,7	11,1	8,9	4,1	3,9	7,2	7,2	12,5	8,5
L 2	8,7				14,3	9,8	10,7			4,8	4,8	12,1	12,6

Tab. 9   Laktatwerte beim Gruppentraining von 13 Querfeldeinfahrern.

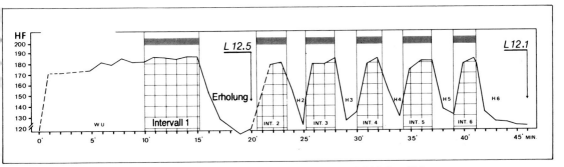

Abb. 125   Telemetrie-Querfeldeinfahren (11. 9. 84). *F. van Bakel,* **26 Jahre, 73 kg.**

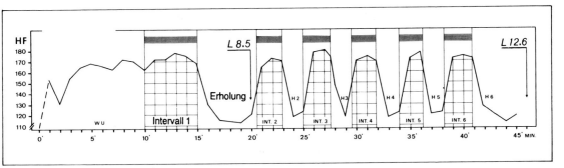

Abb. 126   Telemetrie-Querfeldeinfahren (11. 9. 84). *J. Martens,* **26 Jahre, 79 kg.**

Kommentar: Die erreichten Laktatwerte gehen bei den verschiedenen Teilnehmern stark auseinander. Das bedeutet, daß das Training für den einen Sportler eine ganz andere Wirkung hat als für seinen Trainingspartner.

Die Teilnehmer 2, 3, 4, 8 und 9 trainieren das aerobe Ausdauervermögen. Die übrigen Teilnehmer erreichen hohe Laktatwerte. Das bedeutet, daß das Widerstandsvermögen trainiert wird. Training der aeroben Leistungsfähigkeit kommt bei ihnen nicht zur Anwendung. Drei derartige Trainingseinheiten pro Woche mit zusätzlichen Wettkämpfen am Wochenende sind eine zu schwere Trainingsbelastung.

Ein maximal hohes Leistungsniveau kann mit diesem Trainingsvolumen nicht durchgehalten werden. Die hohen Laktatbelastungen greifen das aerobe Vermögen an. Es liegt an dieser zu hohen Trainingsintensität, warum viele Querfeldeinfahrer im Laufe der Saison einen Leistungseinbruch haben. Es kostet viel Mühe, die Sportler zu überzeugen, ihre Trainingsgestaltung zu verändern und die Anzahl der Trainingseinheiten mit zu hoher Milchsäure zu beschränken. Diese sollen durch Trainingseinheiten zur Verbesserung des aeroben Ausdauervermögens ersetzt werden, wobei der Milchsäuregehalt nicht über 6 mmol steigen soll.

Viele Sportler sind nicht zufrieden, wenn sie sich nach einem Training nicht „kaputt" fühlen. Sie meinen, es müßte das gleiche Ermüdungsgefühl wie nach einem Wettkampf vorhanden sein. Dieses Gefühl wird verursacht durch hohe Milchsäurewerte. Durch eine richtige Trainingszusammenstellung und -änderung kann das Leistungsniveau erhalten und bei den meisten Sportlern noch wesentlich gesteigert werden.

Schwimmtraining

Bestimmung der Laktatwerte während eines Sprinttrainings bei 5 Schwimmern

Auftrag: Etwa 16 Sekunden maximale Belastung, danach etwa 16 Sekunden Erholung. Die gesamte Trainingszeit beträgt 30 Minuten.

Beim Sprinttraining wird mehr das Kreatinphosphatsystem trainiert. Hohe Laktatwerte bei einem Sprinttraining sind unerwünscht. Die Entstehung von hohen Milchsäurewerten ist Ausdruck der Benutzung des Milchsäuresystems. Die Laktatwerte während eines Sprinttrainings dürfen nicht über 6 oder 7 mmol steigen.

	Teilnehmer				
	1	2	3	4	5
L 10 min	5,9	14,0			
L 20 min	7,0	14,0			
L 30 min	6,4	14,6	5,8	4,3	5,6

Kommentar: Auch hier wurden wieder deutlich verschiedene Laktatwerte bei genau gleichen Trainingsaufgaben gefunden.

Nummer 2 ist eine deutliche Ausnahme. Wenn die Ruheperioden länger gemacht werden oder die Intensität des Sprints verringert wird, steigen die Laktatwerte weniger hoch. Dann wird sein Training ein richtiges Sprinttraining.

Die Nummern 1, 3, 4 und 5 erreichen gute Laktatwerte, was bedeutet, daß ihr Sprinttraining gut gelaufen ist.

Sprinttraining bei 13 Teilnehmern

Auftrag: 30 Sekunden maximale Schwimmleistung, danach 15 Sekunden Erholung.

	Teilnehmer												
	1	2	3	4	5	6	7	8	9	10	11	12	13
L	7,0	7,2	4,1	12,0	6,3	6,6	7,8	5,1	4,0	5,5	11,9	10,1	6,7

Sprinttraining ist ein Training des Kreatinphosphatsystems.
Milchsäurewerte über 6 oder 7 mmol dürfen nicht erreicht werden.

Kommentar: Die Laktatwerte bei diesem Gruppentraining zeigen große Unterschiede.

Alle Teilnehmer haben den gleichen Auftrag bekommen. Ein großer Teil der Teilnehmer macht aber kein Sprinttraining, sondern ein Widerstandtraining. Der Trainingsauftrag wird bei dieser Gruppe nicht erfüllt. Es fehlt ihnen das richtige Gefühl, mit welcher Intensität trainiert werden muß.

Schwimmtraining bei 5 Teilnehmern

Protokoll: Nach 15 Minuten Aufwärmen folgt ein 30minütiges Dauertraining. Die Intensität des Dauertrainings ist so hoch wie die Teilnehmer gewöhnlich trainieren.

Nach 15 Minuten und nach 30 Minuten Ausdauertraining wird der Laktatgehalt bestimmt (L 1 und L 2). Danach eine Erholungspause von 20 Minuten, gefolgt von einem Intervalltraining mit der Aufgabe 12 × 60 m mit 80% der maximalen Intensität. Bei der Hälfte und am Ende des Intervalltrainings wird der Laktatgehalt bestimmt (L 3 und L 4).

	Teilnehmer				
	1	2	3	4	5
L 1	3,3	1,7	1,6	4,9	2,7
L 2	2,4	1,8	1,6	4,3	1,4
L 3	1,0	1,3	4,9	8,4	1,8
L 4	1,2	1,0	2,9	8,8	1,4

Kommentar: Nur Schwimmer 4 führte die Aufgabe gut durch. Die Intensität seines Dauertrainings ist gut. Der Trainingsimpuls fördert hervorragend den optimalen Gebrauch des aeroben Energielieferungssystems. Auch das Intervalltraining bei Nummer 4 geht gut. Die erreichten Laktatwerte sind ausreichend hoch, was bedeutet, daß das Milchsäuresystem ausreichend getestet wurde.

Bei den übrigen Teilnehmern 1, 2, 3 und 5 waren das Dauertraining sowie das Intervalltraining nicht gut. Die vorgegebene Trainingsaufgabe wurde durch die Schwimmer nicht erreicht. Ein optimales Dauertraining sollte stets im Bereich eines Milchsäurewertes von 2 – 4 mmol stattfinden, das Widerstandstraining bei einem Milchsäuregehalt von 6 – 10 mmol.

Radrenntraining

Radrenntraining mit 3 Teilnehmern auf einer hügeligen Strecke (Berg und Tal bei Nijmegen)

Auftrag: Es werden 4 Runden mit maximaler Intensität gefahren. Am Schluß jeder Runde, die mit einem Anstieg von 2,5 km Länge endet, wird eine Laktatbestimmung gemacht. Während dieses Trainings wird die HF laufend registriert (Abb. 127, 128, 129).

	Teilnehmer			
	1	2	3	
L 1	9,1	9,1	7,6	1. Runde
L 2	7,0	8,6	7,3	2. Runde
L 3	3,7	5,1	8,2	3. Runde
L 4	5,6	4,8	12,0	4. Runde

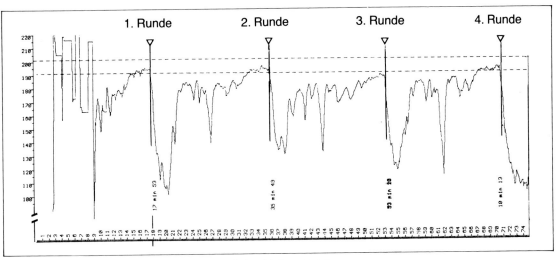

Abb. 127   Herzfrequenzkurve während eines Radrenntrainings.

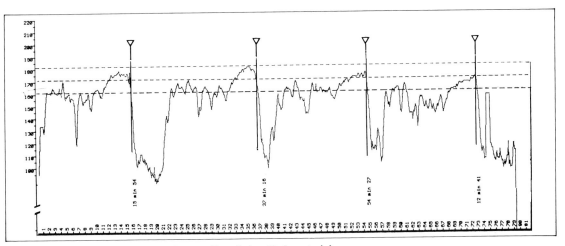

Abb. 128   Herzfrequenzkurve während eines Radrenntrainings.

Kommentar: Für jeden Teilnehmer gilt die gleiche Schlußfolgerung. Das Training läßt sich als ein ideales Training für das Widerstandsvermögen bezeichnen, d. h. für das Milchsäuresystem. Für ein Training des Ausdauervermögens (aerobes Leistungsvermögen) ist dieses Training zu intensiv. Diese Art von Training ist einmal pro Woche mehr als ausreichend. Wenn viele Wettkämpfe gefahren werden, ist ein solches Training nicht notwendig. Dann sind diese Wettkämpfe ein ideales Training, um das Widerstandsvermögen zu verbessern.

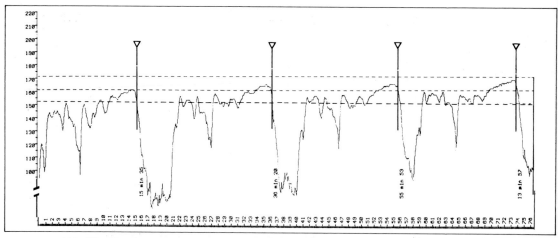

Abb. 129 Herzfrequenzkurve während eines Radrenntrainings.

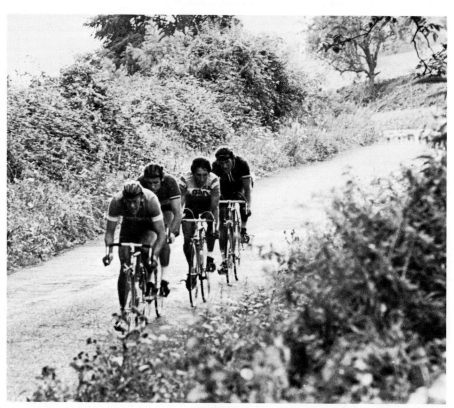

Abb. 130

Training von Langstreckenläufern

Bestimmung der Laktatwerte und Registrierung der HF bei 15 Langstreckenläufern

Auftrag: Nach einem Aufwärmen von 20 Minuten folgt ein Dauertraining von 30 Minuten. Danach eine Erholungsperiode von 15 Minuten, gefolgt von einem Intervalltraining. Das Dauertraining und das Intervalltraining werden mit der gleichen Intensität absolviert wie normalerweise im Training.
Nach 15 Minuten Dauertraining wird L 1 bestimmt und nach 30 Minuten L 2.
Nach der Hälfte des Intervalltrainings wird L 3 bestimmt und am Ende des Trainings L 4.

	1	2	3	4	5	6	7	8	9	10	11	12	13	14	15
						Teilnehmer									
L 1	2,3	1,5	1,1	2,6	0,8	0,8	1,0	1,5	1,1	2,2	1,7	5,1	4,5	1,3	1,0
L 2	1,3	1,4	0,9	1,8	0,8	0,6	0,9	1,4	0,8	2,5	1,9	5,1	4,2	1,4	0,9
L 3	0,8	2,9	7,3	6,4	8,3	4,1	10,1	10,0	9,9	8,0	5,8	11,1	5,7	8,6	4,4
L 4	0,8	2,9	5,8	7,2	9,7	8,4	8,5	12,3	7,7	10,1	6,8	9,9	6,9	9,4	5,2

Kommentar: Der Trainingsreiz für ein Dauertraining ist gut, da bei diesem Training Milchsäurewerte zwischen 2 und 4 mmol erreicht wurden. Die Intensität liegt während des Dauertrainings bei 12 der 15 Läufer zu niedrig. Nur die Läufer 10, 12 und 13 absolvieren ihr Dauertraining mit einer guten Intensität. Die leichte Übersäuerung, die beim Läufer 12 auftritt, hat wahrscheinlich keine negativen Folgen.
Eine leichte Überschreitung der 4-mmol-Grenze beim Dauertraining hat keine Bedeutung. Es wäre ideal, bei diesen Läufern den genauen Umschlagpunkt festzustellen, um ganz sicher die genaue Trainingsintensität zu bestimmen.

Das Intervalltraining als Training des Milchsäuresystems erfordert Milchsäurewerte zwischen 6 und 10 mmol Milchsäure.
Dieses Training ist für die meisten Läufer besser gelaufen, aber einige haben den Trainingsauftrag nicht richtig befolgt.

Herzfrequenzkurven der 15 Läufer

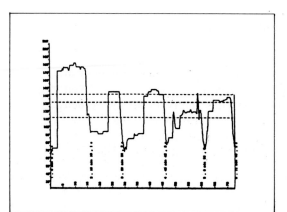

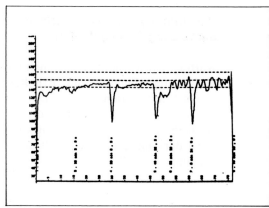

Abb. 131 Herzfrequenzkurve von Läufer 1:
Grenzbereiche 140 – 130 – 110
(gestörte Aufnahme durch schlechten
Kontakt der Elektrode).

Abb. 132 Herzfrequenzkurve von Läufer 2:
Grenzbereiche 160 – 150 – 140.

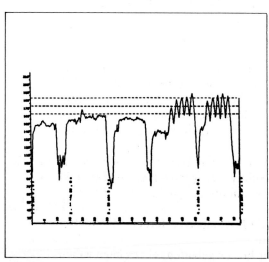

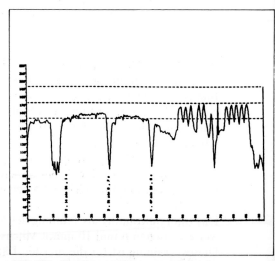

Abb. 133 Herzfrequenzkurve von Läufer 3:
Grenzbereiche 190 – 170 – 150.

Abb. 134 Herzfrequenzkurve von Läufer 4:
Grenzbereiche 190 – 170 – 150.

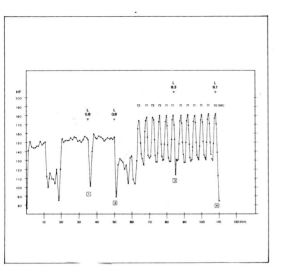

**Abb. 135   Herzfrequenzkurve von Läufer 5:
Dauertraining HF 160,
Intervalltraining HF 180.**

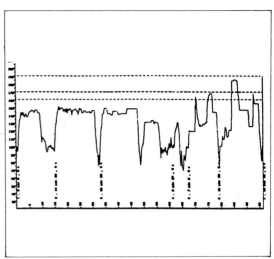

**Abb. 136   Herzfrequenzkurve von Läufer 6:
Grenzbereiche 190 – 170 – 150.**

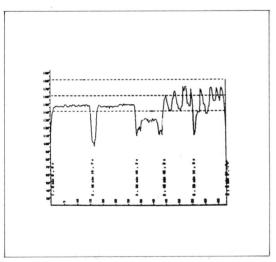

**Abb. 137   Herzfrequenzkurve von Läufer 7:
Grenzbereiche 180 – 160 – 140.**

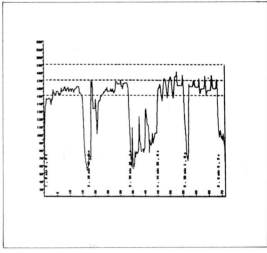

**Abb. 138   Herzfrequenzkurve von Läufer 8:
Grenzbereiche 190 – 170 – 150.**

138

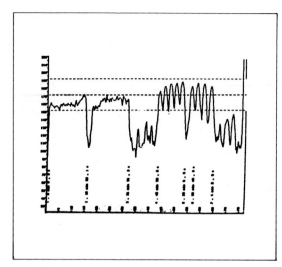

Abb. 139   Herzfrequenzkurve von Läufer 9:
Grenzbereiche 190 – 170 – 150.

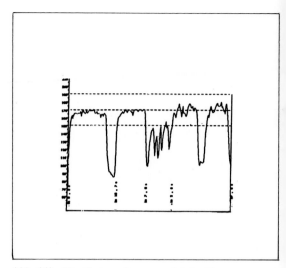

Abb. 140   Herzfrequenzkurve von Läufer 10:
Grenzbereiche 190 – 170 – 150.

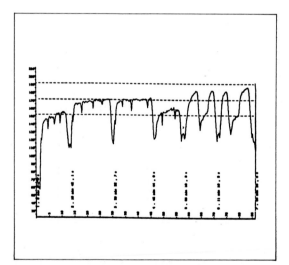

Abb. 141   Herzfrequenzkurve von Läufer 11:
Grenzbereiche 190 – 170 – 150.

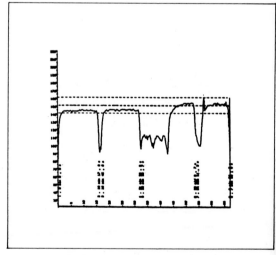

Abb. 142   Herzfrequenzkurve von Läufer 12:
Grenzbereiche 160 – 150 – 140.

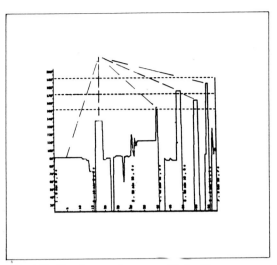

Abb. 143 Herzfrequenzkurve von Läufer 13:
Grenzbereiche 190 – 170 – 150
(gestörte Aufnahme).

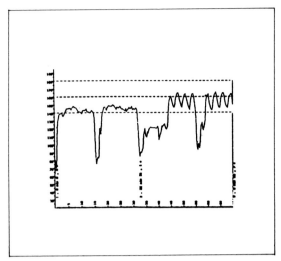

Abb. 144 Herzfrequenzkurve von Läufer 14:
Grenzbereiche 180 – 160 – 140.

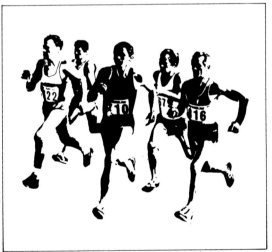

Abb. 145

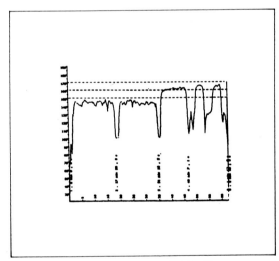

Abb. 146 Herzfrequenzkurve von Läufer 15:
Grenzbereiche 170 – 160 – 150.

Dauerlauf bei Langstreckenläufern

Bei 3 Langstreckenläufern wurden Laktatbestimmungen vorgenommen und die Herzfrequenz registriert (Abb. 147 und 148).

Auftrag: Mache einen Dauerlauf von 30 Minuten mit einer Intensität, mit der normalerweise ein Dauertraining durchgeführt wird.
L 1 wird nach 15 Minuten bestimmt und L 2 nach 30 Minuten, also am Ende des Trainings.
Herzfrequenzkurve von Athlet 1 ist nicht registriert.

| | Teilnehmer | | |
	1	2	3
L 15 min	4,0	7,5	9,5
L 30 min	4,1	9,1	10,9

Kommentar: Athlet 1: gutes Dauertraining mit richtiger Intensität.
Athlet 2 und 3: Diese Athleten führen kein Dauertraining, sondern ein Widerstandstraining durch. Der Trainingsauftrag wurde also nicht befolgt.

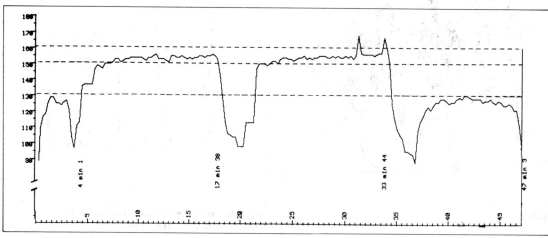

Abb. 147

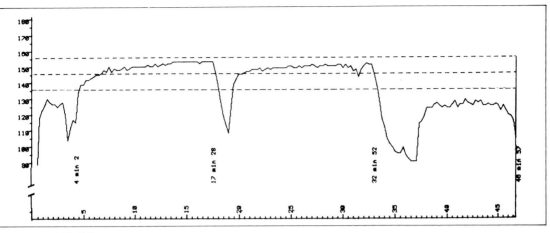

Abb. 148

Fußball

Um zu sehen, ob ein Fußballspieler während eines Spieles eine hohe Belastung eingeht, wurden bei Untersuchungen unter anderem die HF und der Laktatgehalt bestimmt. Die HF bleibt beim Fußballspielen während eines großen Teils des Wettkampfes über 85% der maximalen Herzfrequenz.

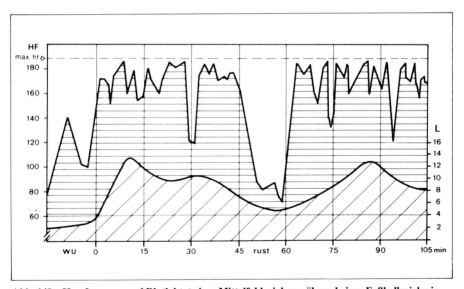

Abb. 149   Herzfrequenz und Blutlaktat eines Mittelfeldspielers während eines Fußballspieles in der schwedischen Oberliga.

Bei Berufsfußballspielern in Schweden zeigt sich, daß der durchschnittliche Verbrauch an Sauerstoff während eines normalen Spieles fast 80 % der VO_2max. beträgt. Das bedeutet, daß der Fußballspieler ein ausgezeichnetes aerobes und ein fußballspezifisches anaerobes Ausdauervermögen besitzen muß. Aus Abbildung 149 ist zu entnehmen, daß Fußballspieler während eines Spieles Laktatwerte zwischen 4 und 14 mmol erreichen.

Die Belastung während eines Fußballmatches ist oft anaerob, mit allen nachteiligen Folgen wie gestörter Koordination und einer Zunahme der Verletzungsmöglichkeiten.

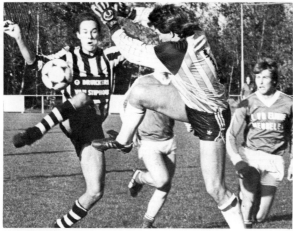

fotopersburo Pierre van de Meulenhof

Abb. 150 Aus:
Ekblom, B.: Applied
physiology of soccer. Am. J. of
Sports Medicine 3 (1986), 50 – 60.

Analyse

Trainingsanalysen und auch die Literatur zeigen mit vielen Beispielen, daß oft mit falscher Intensität trainiert wird.

Trainingsaufträge werden durch Sportler oft nicht gut ausgeführt oder nicht richtig verstanden. Die hier im Buch beschriebenen Analysen stellen eine gute Hilfe für Sportler dar, um auf die Signale des Körpers zu achten. Das Gefühl für eine gute Trainingsintensität kann erlernt werden.

Gut eingestellte Athleten können mit einer Genauigkeit von 0,5 mmol Milchsäure eine bestimmte Belastung absolvieren. Wenn man also einmal weiß, was für ein Gefühl man beim Laufen oder Radfahren mit einem Milchsäurewert von 4 mmol hat, dann ist man imstande, bei nachfolgenden Trainingseinheiten wieder mit der gleichen Intensität Sport zu betreiben. Die Belastungsintensität kann subjektiv mit Hilfe einer Skala von 1 – 5 beurteilt werden.

Belastungsintensität: 1 = sehr leichte Anstrengung
2 = leichte Anstrengung
3 = mittelmäßige Anstrengung
4 = schwere Anstrengung
5 = sehr schwere Anstrengung.

Die Beurteilung der Belastungsintensität bei wiederholten Tests ist für die gleiche Person sehr konstant.

Speziell gut trainierte Sportler können, wenn sie es einmal gelernt haben, subjektiv sehr gut angeben, wie schwer die Belastung gewesen ist.

Die Belastungsintensität bei Laktat 4 wird als mittelschwer angegeben. Bei Verbesserung des Trainingszustands nimmt die Belastungsintensität bei Laktat 4 zu. Trotz dieser Verbesserung wird die Belastung als mittelschwer angegeben. Hat man gelernt, die Belastungsintensität subjektiv gut zu erfühlen, dann kann dies ein wichtiges Hilfsmittel sein, um das Training zu verbessern.

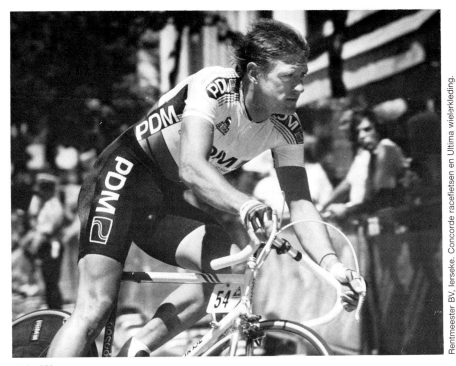

Rentmeester BV, Ierseke. Concorde racefietsen en Ultima wielerkleding.

Abb. 151

Schlußfolgerungen

Ein guter Trainingsaufbau trägt den verschiedenen Energielieferungssystemen Rechnung. Diese Systeme sind einerseits das *Kreatinphosphat-* und das *Milch-säuresystem,* die auf anaerobe Weise die Energie liefern, und andererseits das *Glukose-* und *Fettverbrennungssystem,* die Energie auf aerobe Weise liefern. Welches System Energie liefert, ist unter anderem von der Dauer und der Intensität der absolvierten Belastung abhängig. Pauschal betrachtet werden kurze schwere Belastungen anaerob und langdauernde mäßig intensive Belastungen aerob mit Energie beliefert.

Jedes System wird auf seine eigene Art trainiert. Neben zielgerichtetem Training der verschiedenen Systeme sollte auch großer Wert auf ausreichende Erholung nach der Belastung gelegt werden.

Der Trainingsaufbau sollte am Anfang zu einer Verbesserung des aeroben Ausdauervermögens führen. Die richtige Intensität eines Trainings zur Verbesserung des aeroben Vermögens liegt in dem aeroben-anaeroben Übergangsgebiet – in einem Milchsäurebereich zwischen 2 – 4 mmol. Später, wenn das aerobe Leistungsvermögen zugenommen hat, können die anderen Systeme spezifisch trainiert werden. Mit anderen Systemen sind das Kreatinphosphatsystem und das Milchsäuresystem gemeint.

Die verschiedenen Trainingsmethoden sollen gut dosiert und in der richtigen Beziehung zueinander in die Gesamt-Trainingsplanung eingehen. Wenn eine Trainingsform zuviel eingesetzt wird, geht das zu Lasten der sportlichen Leistungsfähigkeit. Viele Sportler haben Probleme mit der richtigen Zusammenstellung eines Trainingsprogramms. Sowohl in Qualität wie in Quantität werden grobe Fehler gemacht. Die Ursache dieses Problems liegt in der Tatsache begründet, daß man nicht weiß, mit welcher Intensität man trainiert. Um das Training besser zu dosieren – nach der in diesem Buch beschriebenen Methode – ist es notwendig, dem Sportler genau beizubringen, mit welcher Intensität er ein bestimmtes System trainieren muß. Ein gut eingestellter Athlet kennt genau das Gefühl für das Training mit einer bestimmten Intensität.
Bis auf eine Genauigkeit von 0,5 mmol Milchsäure kann man dieses Gefühl erlernen. Der Athlet hat es also genau im Gefühl, mit einer Intensität von z. B. 2, 4, 6 oder 10 mmol Milchsäure zu trainieren. Sportler trainieren oft mit einem falsch entwickelten Gefühl für die richtige Trainingsintensität. Speziell zu intensives Training, das zu oft wiederholt wird und wobei hohe Milchsäure-

werte erreicht werden, hat einen *negativen Einfluß* auf das sportliche Leistungsvermögen. Diese Art des Trainings ist oft anzutreffen.

Der Sportler, der maximale Leistung bringen will, ist geneigt, zu schwere Trainingseinheiten zu absolvieren. Er ist erst zufrieden, wenn auch im Training das Wettkampfgefühl erreicht wird. Dieses Wettkampfgefühl wird verursacht durch hohe Milchsäurewerte, wobei Werte zwischen 10 und 20 mmol keine Ausnahme sind. Wenn auf diese Weise trainiert wird, entsteht folgende Situation:

Der Sportler, der sich maximal verausgabt, kann trotzdem das gewünschte Leistungsniveau nicht erreichen. Er tendiert dann eher dazu, die Trainingsanstrengung weiter zu erhöhen, um dem gewünschten Ziel näherzukommen. Eine weitere Abnahme der Leistungskurve und Übertraining können die Folge sein.

Durch die Übersäuerung, die durch hohe Milchsäurewerte in den Muskeln entsteht, wird das aerobe Enzymsystem angegriffen. Das aerobe Enzymsystem kann als ein Fabrikkomplex angesehen werden, in dem aerobe Energiebereitstellung stattfindet. Die Übersäuerung ist die Ursache für einen Rückgang des aeroben Ausdauervermögens. Nach schwerer Belastung mit hohen Milchsäurewerten braucht der Körper einige Zeit, damit sich das angegriffene aerobe Enzymsystem erholen kann. Deshalb wird immer empfohlen, am Tag nach einem schweren Training ein Erholungstraining durchzuführen.

Verschiedene Sportarten fordern neben einem großen aeroben Ausdauervermögen auch ein gut entwickeltes Koordinationsvermögen. Auch das Koordinationsvermögen muß gesondert trainiert werden. In den meisten Sportarten wird dieses Training des Koordinationsvermögens Techniktraining genannt. Das Training des Koordinationsvermögens wird durch Milchsäurewerte über 8 mmol gestört. Schwierige technische Übungen können dann nicht mehr durchgeführt werden. Je höher die Milchsäurewerte steigen, um so größer werden die Probleme bei der Ausübung von schwierigen technischen Übungen. Es ist also wichtig, beim Training des Koordinationsvermögens hiermit zu rechnen. Ein Fußballspieler kann während eines anstrengenden Trainings nicht seine Technik verbessern. Hohe Milchsäurewerte beeinträchtigen die Koordination, wodurch das Techniktraining wertlos wird.

Nicht nur der Fußballsport kann als Beispiel genannt werden, auch Tennis, Eisschnellauf, Hockey, Ringen, Basketball, Tischtennis, Querfeldein-Radfahren, Motocross und noch viele andere Sportarten können hier aufgeführt werden.

Wir haben gesehen, daß bei intensivem Training hohe Milchsäurewerte entstehen. Dies zieht eine Beeinträchtigung des aeroben Ausdauerleistungsvermögens und auch des Koordinationsvermögens nach sich.

Daneben wird auch die Verletzungswahrscheinlichkeit vergrößert. Durch die Übersäuerung in den Muskeln entstehen mikroskopisch kleine Schädigungen des Muskelgewebes. Diese sind bei nicht ausreichender Erholung eine ideale Ausgangsbasis für die Entstehung von größeren Verletzungen.

Gruppentraining bei verschiedenen Sportarten zeigt, daß die meisten Trainingseinheiten nicht mehr als Alibi-Arbeit sind. Trainingsaufgaben für die ganze Gruppe haben für verschiedene Personen eine völlig unterschiedliche Auswirkung. Der eine trainiert intensiv sein Milchsäuresystem, der andere trainiert aerob, der dritte macht im gleichen Training ein Erholungstraining. Speziell Trainer müssen wissen, daß Gruppentraining derartige Unterschiede beinhaltet. In jedem Fall ist die Schlußfolgerung richtig, daß Gruppentraining keine ideale Vorbereitung für das Erreichen eines maximalen Leistungsniveaus ist. Eine wichtige Aufgabe des Trainers besteht darin, das Training für jeden einzelnen individuell anzupassen, so daß jeder Teilnehmer den maximalen Ertrag aus seinen Trainingsanstrengungen herausholt.

Zum Schluß

Herzfrequenzregistrierung mit oder ohne Laktatmessung ist eine ausgezeichnete Methode, um die Intensität des Trainings zu objektivieren. Auch für Nicht-Spitzensportler ist diese Art der Trainingsbegleitung möglich und auch finanziell zumutbar.

Literatur

1. *Astrand, P. O.:* Textbook of work physiology. McGraw-Hill Book Company, New York

2. *Binkhorst:* Anaerobe drempel. Gen. en Sport 3 (1981), 78 – 79

3. *Claes:* Een evaluatie van bepalingen. Sportmedische tijdingen (1984), 2045 – 2061

4. *Clijssen, L., R. Delnoij:* De anaerobe drempel in de trainingspraktijk. Doctoraalscriptie inspanningsfysiologie. Vrije Universiteit Amsterdam 1985

5. *Conconi:* Determination of the anaerobic threshold by a non-invasive field test in runners. J. Appl. Physiol. 52,4 (1982), 869 – 873

6. *Heck:* Justification of the 4-mmol/lactate threshold. Int. J. Sports. Med. 6 (1985), 117 – 130

7. *Hollmann:* Historical remarks on the development of the aerobic-anaerobic threshold up to 1966. Int. J. Sports. Med. 6 (1985), 109 – 116

8. *Hollmann, W.:* Sportmedizin – Arbeits- und Trainingsgrundlagen. Schattauer, Stuttgart – New York 1980

9. *Israel, Weber:* Probleme der Langzeitausdauer im Sport. Barth, Leipzig 1972

10. *Liessen:* Trainingssteuerung im Hochleistungssport: einige Aspekte und Beispiele. Dt. Z. Sportmed. 1 (1985)

11. *Liessen, W. Hollmann:* Ausdauersport und Stoffwechsel. Hofmann, Schorndorf 1981

12. *Mellerowicz:* Training – De Tijdstroom

13. *Nonella, L.:* Feldtest zur Ermittlung der anaeroben Schwelle. Der Läufer (1986)

14. *Olbrecht:* Relationship between swimming velocity and lactic concentration during continuous and intermittent training exercises. Int. J. Sports. Med. 6 (1985), 74 – 77

15. *Olbrecht, et al.:* De praktische betekenis van laktaatonderzoekingen voor trainingsplanning en trainingsuitvoering. Lezing te Diepenbeek op 10. 11. 1984. Publikatie in Sportmedische Tijdingen. Tijdschrift van de Vlaamse vereniging van specialisten in de sportgeneeskunde (VVSS)

16. *Olbrecht, et al.:* Vergleichende Untersuchungen des Laktatgeschwindigkeitsverhaltens im Zweistreckentest über 400-m-Kraulschwimmen zum 30- und 60minütigen maximalen und 30minütigen submaximalen Schwimmen. Dt. Z. Sportmed. 1 (1985), 3 – 8

17. *Probst, H.:* Praktische Durchführung des Conconitests.

18. *Riemersma, A. M.:* Fysiologische aanpassing aan grote hoogte. Sportgericht, no. 3, mei 1987

19. *Rispens, Lamberts:* Physiological, biomechanical and technical aspects of speed skating. University Groningen 1984

20. *Stegmann:* Bestimmung der individuellen Schwelle bei unterschiedlich Ausdauertrainierten aufgrund des Verhaltens der Laktatkinetik während der Arbeits- und Erholungsphase. Dt. Z. Sportmed. 8 (1981), 213 – 220

21. *von Wanner:* Subjektive Einstufung der Belastung bei Ausdauerleistungen. Dt. Z. Sportmed. 4 (1985), 102 – 112

Abkürzungen und Definitionen

Anaerobe Energielieferung:	Energielieferung mit ungenügender Sauerstoffzufuhr. Es kommt zu einer Milchsäureanhäufung.
Anaerobes Ausdauervermögen:	Das Vermögen der Muskeln, bei unzureichender Sauerstoffzufuhr doch noch Arbeit zu leisten.
Aerobe Energielieferung:	Energielieferung mit ausreichender Sauerstoffzufuhr. Keine Anhäufung von Milchsäure.
Aerobes Ausdauervermögen:	Belastungsbewältigung ohne Milchsäureanhäufung. Kann lange durchgehalten werden.
ATP:	Adenosintriphosphat. Energiereiche Substanz.
ADP:	Adenosindiphosphat.
Aerobe Schwelle:	Belastungsniveau mit ausschließlich aerober Energiebereitstellung. Der Milchsäuregehalt bei dieser aeroben Schwelle liegt bei ungefähr 2 mmol.
Anaerobe Schwelle:	Bei Belastung über diesem Niveau entsteht eine starke Steigerung des Milchsäuregehaltes. Der Milchsäuregehalt bei dieser Schwelle liegt bei ungefähr 4 mmol.
Aerob-anaerobes Übergangsgebiet:	Die Energielieferung in diesem Bereich ist sowohl aerob als auch anaerob. Produktion und Abbau der Milchsäure sind miteinander im Gleichgewicht. Dieser Bereich liegt zwischen 2 und 4 mmol.
Alaktazides-anaerobes Ausdauervermögen:	Während maximaler Belastung kann ohne Sauerstoff 10 – 20 Sekunden Arbeit geleistet werden. Die Energie wird durch energiereiche Phosphate (ATP und KP) geliefert. Keine Milchsäurebildung.

Anaerobes-laktazides Ausdauervermögen:	Bei intensiver Belastung mit unzureichendem Sauerstoffangebot kommt es nach 10 – 20 Sekunden zur Milchsäurebildung. Bei dieser Belastung werden nach 60 – 180 Sekunden die höchsten Laktatwerte erreicht.
Test von *Conconi:*	Ohne Blutentnahme, d. h. ohne Laktatbestimmung, wird der Umschlagpuls oder die Abbiegungsgeschwindigkeit bestimmt. Der Test nützt den Zusammenhang zwischen Herzfrequenz und Geschwindigkeit aus.
Extensiv/Intensiv:	Begriffe, die oft in vergleichender Weise benutzt werden.
Intensiv:	Kurzdauernd / intensiv.
Extensiv:	Langdauernd / weniger intensiv.
Ergometer:	Gerät, mit dem Belastungstests gemacht werden, z. B. Fahrradergometer, Laufbandergometer.
Glukose:	Traubenzucker. Eines der wichtigsten Kohlenhydrate.
Glykogen:	Speicherform von Glukose. Wird in der Leber und in den Muskeln gespeichert.
HF:	Herzfrequenz.
Kalorie:	Diejenige Menge Wärme, die benötigt wird, um 1 g Wasser von 14,5° C auf 15,5° C zu erhitzen. (kcal = 1000 cal), (1 kcal = 4,18 Joule)
Kreatinphosphat (KP):	Energiereiches Phosphat, das direkt in den Muskeln vorhanden ist. Bei maximaler Belastung sind die energiereichen Phosphate (ATP und KP) nach 10 – 20 Sekunden verbraucht.
Kondition:	Der physische und psychische Trainingszustand eines Sportlers. Hierbei sind wichtig: das Ausdauervermögen, die Kraft, die Schnelligkeit und die koordinative Leistungsfähigkeit. Desgleichen spielt der psychische Faktor eine Rolle.

L:	Laktat.
Laktat:	Milchsäure. Abfallprodukt, das bei der Verbrennung von Glukose bei unzureichender Sauerstoffversorgung entsteht.
LS:	Laufgeschwindigkeit.
MS:	Milchsäure.
O_2	Sauerstoff.
Phosphatbatterie:	Die Energiespeicher ATP und KP.
Säuerung:	Laktat-(Milchsäure-)Anhäufung in den Muskeln, wodurch sich das Leistungsniveau senkt.
Umschlagpuls:	Umschlag der Herzfrequenz. Diejenige Herzfrequenz, bei der es in zunehmendem Maß zu einer Milchsäureanhäufung kommt.
VO_2:	Sauerstoffaufnahme pro Minute.
VO_2max.:	Maximale Sauerstoffaufnahme pro Minute.
V_d:	Deflektions- oder Abbiegungsgeschwindigkeit. Die höchste Geschwindigkeit, die langfristig durchgehalten werden kann.
Widerstandstraining:	Training des Milchsäuresystems. Während dieses Trainings entstehen hohe Milchsäurewerte.
Zoetemelk:	Ein berühmter Radrennfahrer. Während seiner Laufbahn schon Legende. Durch seinen Namen („Süße Milch") milchsäureresistent.